肿瘤预防
从关注消化健康开始

曹善峰　曹　源　编著

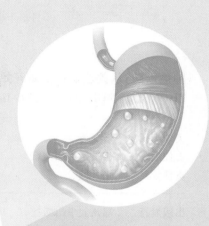

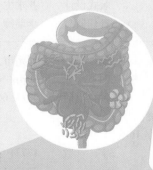

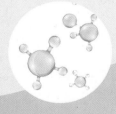

郑州大学出版社

图书在版编目（CIP）数据

肿瘤预防：从关注消化健康开始／曹善峰，曹源编著. — 郑州：郑州大学出版社，2023. 10

ISBN 978-7-5645-9932-4

Ⅰ. ①肿… Ⅱ. ①曹…②曹… Ⅲ. ①肿瘤－预防

Ⅳ. ①R730. 1

中国国家版本馆 CIP 数据核字（2023）第 185373 号

肿瘤预防：从关注消化健康开始
ZHONGLIU YUFANG：CONG GUANZHU XIAOHUA JIANKANG KAISHI

策划编辑	李龙传	封面设计	曾耀东
责任编辑	吕笑娟　胡文斌	版式设计	苏永生
责任校对	张　楠	责任监制	李瑞卿

出版发行	郑州大学出版社	地　　址	郑州市大学路 40 号（450052）
出版人	孙保营	网　　址	http://www.zzup.cn
经　销	全国新华书店	发行电话	0371-66966070
印　刷	河南龙华印务有限公司		
开　本	710 mm×1 010 mm　1／16		
印　张	14	字　　数	177 千字
版　次	2023 年 10 月第 1 版	印　　次	2023 年 10 月第 1 次印刷

书　号	ISBN 978-7-5645-9932-4	定　价	49.00 元

前　言

　　"谈癌色变"依然是大众对待癌症的主流态度。面对癌症,我们经常关注的是癌症最终造成的"果",却很少探究造成癌症这个"果"的"因"。

　　健康的生活方式可以预防一半以上的肿瘤发病,而"吃"以及与"吃"相关的消化系统,应该是整个生活方式调理的重中之重。但是,我们平时的生活、饮食和治病,仅仅会关注看得见的食管、胃肠道,而居住在胃肠道中,对我们身心健康起关键作用的肠道微生物,却被我们忽视。

　　肠道微生物包括细菌、病毒、酵母、原生动物、真菌和古菌。人体中的肠道微生物可以多达 10^{15} 个,比人体细胞总数的 10 倍还要多,干重质量达到约 1.2 kg。在人体的营养代谢、生长发育、药物代谢、维持肠道黏膜屏障结构完整性、免疫调节、抵抗病原体和肿瘤预防等方面具有特定的功能。

　　肠道微生物可以致癌,也可以抑癌;肠道微生物可以增强化疗、放疗、靶向治疗以及免疫治疗的效果,肠道微生物同时也可以增加化疗、放疗、靶向治疗以及免疫治疗的副作用。

　　除肿瘤外,肠道微生物与肥胖、糖尿病、心脑血管疾病、肠易激综合征、炎性肠病、肾病、肝病、湿疹、孤独症、抑郁症及老年痴呆等常见性疾病息息相关。肠道微生物还可以合成 B 族维生素,具有调节食欲、降血压、抗过敏、抗衰老的作用,甚至能够合成抗生素和改变血型,还能够让我们的颜值更出众。

　　为配合消化道肿瘤免费筛查,同时科普健康及癌症早防早治宣传的需要,特撰写了《肿瘤预防——从关注消化健康开始》这本书,内容包括"认识消化系统""肠道微生态""消化系统肿瘤筛查和预防"及"临床随笔"4部分,重点介绍了消化道疾病的防治、消化道癌前疾病、癌前病变及常见消化道肿瘤的早期干预和早期预防,从而提高人们防癌意识,重视癌症早诊早筛!

　　肠道微生物是胃肠道微生态环境的主要组成部分,对食物的消化、吸收以及消化系统肿瘤防治具有很重要的作用。食管、胃和肠道为这些微生物提供生活栖息地,而这些微生物同样会提供全方位的服务反馈胃肠道,从而服务于整体健康。故本书取名为"肿瘤预防——从关注消化健康开始"。

　　我们希望通过本书能够让大众从微观视角看宏观的胃肠道,认识肠道微生物重要性,重视肠道微生物的生态平衡,保护胃肠道,从而保护人体健康。作为科普读物,限于专业知识水平,可能会存在疏漏和不足,恳请读者批评指正。

曹善峰
2023 年 5 月

目　录

1

第一篇 认识消化系统

消化系统包括口、咽喉、食管、胃、小肠、大肠、肛门、肝脏和胰腺等消化器官以及他们分泌的消化液。消化道是一根长长的管子,中间挂三个"葫芦"。包括口腔、咽、食管、胃、小肠、结肠、直肠和肛门。管子中间膨大的"葫芦"是胃,两侧挂的两个"葫芦"一个是肝脏,一个是胰腺。上面开口于口腔,下面开口于肛门。食管是食物通道,胃储存食物,胰腺是催化剂,分解食物,肝脏是活性炭,净化送往全身的营养,小肠消化吸收食物,大肠储存粪便。单从结构上看,消化道确实很简单。事实上,消化道承担了身体70%以上的生理功能。正是消化道的存在,身体的各种结构功能得以完善,各组织器官的生理功能得以运行,生命才得以延续。

生命之重——消化器官

(一)口腔

消化道入口是口腔。口腔由口唇、颊、腭、牙、舌和口腔腺体组成。口腔中有多个唾液腺,小唾液腺分布口腔各部黏膜中,有唇、颊、舌、腭4种腺体。大唾液腺有腮腺、舌下腺和下颌下腺,它们是主要的唾液分泌器官。唾液腺分泌的唾液,通过导管流入口腔。人与人的唾液成分会有所差异,医生甚至可以通过对唾液样本的检测来诊断某些疾病,包括癌症。唾液含有13种酶类,包括淀粉酶、溶菌酶、过氧化物酶、过氧化氢酶、黏蛋白、黏多糖及免疫球蛋白等。人每日分泌 1 000 ~ 1 500 毫升的唾液。分泌的唾液量会受到大脑皮质的控制,也会受到饮食、环境、年龄以及情绪或唾液腺病变等影响。

(二)咽和食管

咽是呼吸道和消化道的共同通道,主要功能是完成吞咽这一复杂的反射动作。吃饭呛咳就是吃饭时没有盖着气管导致食物进入气管。食管是一个长条形肌性管道,全长 25 ~ 30 厘米。食管有 3 个狭窄部,这 3 个狭窄部易滞留异物,也是食管癌的好发部位。

咽周围的咽淋巴环是消化道第一道免疫防线。当我们吃东西时,首先会在这里进行细菌检测。如果是老朋友,它就可以进入消化道,如果是不认识的外来物,像病毒、细菌,就会在这里被剿灭。

老年人经常出现不明原因的肺部感染,也和咽反射不敏感有关。随着年龄增长,咽部肌群肌纤维丢失,对神经反射敏感性下降,吃饭时少量食物经常误入气管。由于老年人整体反应敏感性降低,误吸后咳嗽反射发挥失常,吸入异物存在咽喉部位、气管甚至到肺内。临床上常见咽部异物感、频繁的轻咳,合并气管和(或)肺部炎症时症状就加重了。

食管的主要功能是运送食物入胃。食管下括约肌是食物进入胃的门户。一方面可以防止呼吸时空气进入胃,另一方面能够阻止胃内容物反流入食管,减少吸入性肺炎的发生。

(三)胃

胃在腹部左上方,肝脏左下方,紧挨着脾脏和胰腺。胃分为贲门、胃底、胃体和胃窦 4 部分,胃的总容量 1 ~ 3 升。胃壁黏膜中含大量腺体,可以分泌胃液。胃液呈酸性,胃液的作用很多,其主要作用是消化食物、杀灭食物中的细菌、保护胃黏膜以及润滑食物等。

胃两端共有 2 个括约肌,为胃里的物质提供额外的防御。贲门上方为食管括约肌,通过它把食管和胃隔开。当食管括约肌没有适当放松时,就会感觉到吞咽困难。在胃的另一端是幽门括约肌,幽门括约肌调节着胃内食物向下移动到小肠的速度,将胃和肠道分隔开。

(四)小肠

十二指肠,为小肠的起始段,长度25~30厘米。十二指肠呈 C 型弯曲,包绕胰头,可分为上部、降部、下部和升部4部分。是胆总管和胰管的开口处,胰腺癌堵塞胰管,容易出现黄疸。

小肠,包括空肠和回肠。空肠起自十二指肠空肠曲,下连回肠,回肠连接盲肠。空肠、回肠无明显界限,空肠的长度占全长的2/5,回肠占3/5,两者均属小肠。小肠肠腔的表面还有很多凸起的绒毛,绒毛的上面还有微绒毛。如果你把皱褶、绒毛和微绒毛全部摊平,小肠的面积可以达到200平方米,足有一个网球场那么大,是我们整个人体表皮面积的100倍。

(五)大肠

大肠为消化道的下段,包括盲肠、阑尾、结肠和直肠4部分。成人大肠全长1.5米,起自回肠,全程形似方框,围绕在空肠、回肠的周围。

直肠的最后几厘米出现了一个身体小"漏洞"。在这最后的几厘米,血液循环不流经肝脏,而直接进入身体循环。根据这个"漏洞"临床上发明了栓剂,就是把药物做成一个小药栓,然后塞进肛门里,靠肠道的黏膜吸收。这样有几个好处:第一,对有些不方便口服药物的人,比如小孩或昏迷的人,可以通过这种方式给药;第二,因为这个地方不经过肝脏,所以绝大部分的药性可以得到保留。

(六)肛门

肛门由肛门括约肌构成。肛门括约肌分为内括约肌和外括约肌。分别受交感神经和副交感神经两大神经系统支配。外括约肌服务于较为高级的主观意识,内括约肌服务于本能反应,两者配合,保持排便的正常功能。

(七)肝脏

肝脏位于右上腹,隐藏在右侧膈下和肋骨深面,大部分肝为肋弓所覆盖,仅在腹上区、右肋弓间露出并直接接触腹前壁,肝上面则与膈及腹前壁相接。

生理状态下,成人肝上界位置正常的情况下,如在肋弓下触及肝脏,则多为病理性肝大。幼儿的肝下缘位置较低,露出到右肋弓下一般属正常情况。肝的位置常随呼吸改变,通常平静呼吸时升降可达2~3厘米,站立及吸气时稍下降,仰卧和呼气时则稍升,医生在给患者肝脏触诊检查时,常要患者作呼吸配合就是这个道理。

正常肝脏呈红褐色,质地柔软。成人肝脏的重量相当于体重的2%。肝左叶上方与心脏相邻,小部分与腹前壁相邻;肝右叶前面部与结肠相邻,后叶与右肾上腺和右肾相邻;肝左叶下方与胃相邻。

肝脏分为左右2部分,即左叶和右叶。右叶大而厚;左叶小而薄。肝的下面凹凸不平,称为脏面,朝向后下方,与腹腔器官相邻。

人体器官能天然更新的组织很少,肝脏是其中之一。只要有大约25%的正常肝脏组织,就可以再生成为一个全新的肝脏。

正常肝脏的脂肪含量很低。肝功能减弱时,肝脏转变脂肪为磷脂的能力降低,脂肪不能转移,在肝脏内积聚,成为脂肪肝。脂肪积聚过多时,有可能发展为肝硬化。

肝脏是分泌器官,它分泌胆汁、储存糖原,调节蛋白质、脂肪、碳水化合物的新陈代谢。同时肝脏还是人体内最大的解毒器官,体内产生的毒物、废物,吃进去的毒物、药物等也必须依靠肝脏解毒。

(八)胰腺

腹部深处有一个非常不显眼的小器官——胰腺。胰腺虽小,但作用非凡,它是人体中重要的器官之一。胰是一个狭长的腺体,横置于腹后壁 1~2 腰椎体平面,质地柔软,呈灰红色。胰分胰头、胰颈、胰体、胰尾四 4 部分。胰管位于胰实质内,是胰液排出的通道,开口于胰头汇入十二指肠。

胰腺分为外分泌部和内分泌部 2 部分。胰液富含含碱性的碳酸氢盐和各种消化酶,中和胃酸,消化糖、蛋白质和脂肪。

食物的旅程

食物在消化系统的旅程,始于口腔,终于肛门,历经九曲十八弯,既有山高路远的关隘险阻,又有诡异多变的肠道微江湖。

食物进入口腔,首先粉身碎骨,然后再混合均匀。在这里,必须细嚼慢咽。细嚼慢咽有 2 个好处:嚼的越碎,停留的时间越长,混合的越均匀。唾液中含有 13 种酶、多种矿物质和维生素,除了淀粉酶分解碳水化合物外,过氧化物酶、过氧化氢酶和维生素 C 还具有强大的解毒功能,一些致癌物质与唾液接触 30 秒就可以失去致癌活性,而且这些具有解毒功能的酶,即使到达胃里,仍然具有解毒功能。同时细嚼也为下一步的旅程做准备——慢咽,顺利通过食管的 3 个关隘。

食团由食管进入胃。胃排空的时候,里面空间并不大,但胃壁有很多的小皱褶,这些小皱褶可以增加胃黏膜面积并帮助食物分解。食团经胃内的研磨和胃液消化后形成半糊状食糜,食糜临时储存在胃里的时间取决于食物种类和胃部肌肉的功能。一般水只需 10 分钟就可以从胃中排空;碳水化合物食物需 2 小时左右;蛋白质排空较慢;脂肪更慢。最后食团经过 3~5 个小时的停留,然后借助胃的运动逐次被排入十二指肠。

胃有两个开关——贲门和幽门,贲门是只进不出,幽门是只出不进,保持胃内适度压力,同时防止胃食管反流和十二指肠胃反流。

食物排入十二指肠,胰腺也开始分泌胰液。胰液富含含碱性的碳酸氢盐和各种消化酶,中和胃酸,消化糖、蛋白质和脂肪。同时食物从胃到十二指肠也是一个间断过程,走走停停。胃内容物呈酸性,酸性食糜进入幽门后刺激十二指肠黏膜,通过神经、体液调节抑制胃运动,终止食糜的推送;当酸性食糜被十二指肠内碱性液体中和后,抑制胃运动的作用解除,食糜将继续被送入十二指肠。幽门括约肌限制每次排出食物的量,也防止小肠内容物逆流入胃。

食物到达小肠。每个人的体内有 3~6 米长的小肠,小肠内部有很多皱褶,摊开展平小肠长度可达 18 米,面积可以达到 200 平方米,是我们整个体表皮面积的 100 倍。因此小肠是食物消化和吸收的主要场所。

食糜进入小肠,小肠内的消化液会把食糜再混合,变成更细小的营养分子,通过小肠绒毛上微小的毛细血管进入血液循环,成为供养身体的高能物质。但是,这些进入血液循环的营养物质,还暂时不能被利用,需要先检测。

肝脏是身体利用营养物质的第一道质量检测,如果是安全的食物,就可以进入到血液循环被细胞利用,如果是有毒的,肝脏就会先解毒,然后再放行。这也是"为什么说肝脏是人体最大的解毒器官"的原因。很多药物都会对肝脏有损害,就是因为它要先到达肝脏进行"质量审查"。但是,有一个营养成分不会进入血液循环,也不会让肝脏检查,这就是脂肪。因为脂肪的分子比较大,如果它进入血液循环,很容易把血管堵住。由于脂肪没有经过肝脏的"质量审查",所以吃进去的脂肪对身体的好坏,只有自己把握了。

接下来是大肠,它也叫结肠。所有的食物经过小肠的消化之后,还要在大肠再消化、加工约 16 小时。进入大肠的应该是食物的残渣,结肠接受这些残渣的时刻,也是肠道内微生物"狂欢节"的到来。大肠内的微生物存活量大约有 1 015 个,有 500~1 000 个不同的种类。这些微生物都以食物残渣为食。通过分解这些残渣,满足自己的需要。同时,补充人类生理代谢的需要,提供人类代谢无法获得的营养来源。

微生物分解利用后的残存物质,通过肛门排出体外,经处理后可作为植物养料,为下一个食物的消化道旅程提供机会。

神奇的口水

人的唾液就是我们常说的口水,其中99%是水,有机物主要是13种酶、11种矿物质、9种维生素、多种有机酸和激素等。酶类包括淀粉酶、溶菌酶、过氧化物酶、过氧化氢酶、黏蛋白、黏多糖及免疫球蛋白等。无机物有钠、钾、钙、氯和硫氰离子等。其中,过氧化物酶、过氧化氢酶和维生素C的解毒功能最强。

口水对人体养生有10种功能如下。

(1)止血作用:口水能促进血液凝固,不注意咬着舌头或拔牙后引起的出血,含口水3~5分钟就可以达到止血的目的。

(2)润滑作用:口水中含有黏液素,有口腔润滑、使口腔柔软的作用。

(3)冲洗作用:能把食物残渣冲洗掉,以保持口腔的清洁卫生。

(4)稀释作用:当酸、苦等刺激性东西进入口腔时,口水分泌增加,把它稀释,便于吐出或咽下。

(5)抗菌作用:口水中的各种有机和无机成分通过不同机理,产生一定的抗菌作用,可以防止口腔、咽喉和牙龈发炎。

唾液中含有一种黏液素,它能让唾液吹起泡泡。当外部细菌进入口腔时,就会被黏液素粘住,然后唾液中的杀菌成分就会杀灭细菌。我们睡着以后,唾液基本是不分泌的,所以细菌就会趁着这个时间大量地繁殖,这就是早上起来我们会觉得口里发酸,甚至口臭的原因。

（6）治伤作用：口水中有一种神经生长素，这种生长素能显著地缩短伤口愈合时间。口腔溃疡愈合时间长短，与该物种有直接关系。

（7）消化作用：口水中含有大量淀粉酶，能把淀粉水解为麦芽糖，使之易被吸收。

（8）抗衰作用：口水中含有一种能使人保持年轻的"唾液腮腺激素"，能使人聪明、齿坚、肌强，这样即使人到老年也会红光满面，不减青春活力。

（9）止痛作用：人的唾液中就存在一种自然镇痛剂，被命名为奥匹啡。奥匹啡具有与吗啡同样镇痛机理，其效果是吗啡的 6 倍。这种物质止痛机理是调动人体自身的防御系统来止痛，在一定程度上抑制疼痛的信号传入大脑。科学家们正在试图利用它制造一些不会引起成瘾的止痛药。

（10）防癌功能：国外科学家做过实验，将口水与含亚硝基化合物、黄曲霉素和苯并芘等强致癌物，以及烟油、肉类烧焦物、焦谷氨酸钠等可疑致癌物相混合，这些能够诱导细胞癌变的物质在 30 秒内可以完全丧失致病活性。因此我们强调的细嚼慢咽有利健康是非常有道理的，如果进餐时狼吞虎咽，食物刺激时间短，口水的分泌量少，抗癌功效会打折扣。

另外，我们的下牙床长时间受到唾液的冲刷，唾液里含有的钙离子很容易积聚形成牙石。牙石多了，就会影响牙龈健康。

难治的口臭

口臭分为生理性口臭和病理性口臭。日常多见生理性口臭。

生理性口臭，主要是由于一些生理因素、心理因素引起的唾液分泌量减少，口腔不清洁导致厌氧菌大量繁殖，或者由饮食习惯、服用某些特殊药物引起。生理性口臭都是短暂的、可逆的，也是最常见的,定期口腔清洁便可以消除口臭。

有人口腔清洁后还有口臭,说明细菌可能藏匿在更深的地方。在舌根部位有一个咽淋巴环,也叫瓦尔代尔氏淋巴环。当我们吃东西时,首先会在这里进行细菌检测。如果是老朋友,它就可以进入消化道,如果是不认识的外来物,像病毒、细菌,就会在这里被剿灭。

引起口臭的诱因都清除了,细菌感染也控制了,还有口臭,那就要考虑是否合并胃幽门螺杆菌感染。

胃中幽门螺杆菌要生存,首先要有适合生存的环境,其次是食物,最后需要保护自己不受伤害。

幽门螺杆菌生活在胃的幽门部位,需要偏碱性环境。由于胃内是酸性环境,它需要为自己创造一个碱性环境。首先它能够分解肌酐、尿素为氨气,一方面提供生存所需 C 和 N 元素,另一方面氨气和盐酸反应生成 NH_4^+ 可以维持其赖以生活的碱性环境。其次幽门螺杆菌可以时不时刺激幽门括约肌松弛,让肠液反流到胃内。由于肠液是碱性的,可以中和胃酸,从而维持幽门部位的碱性环境。

生物体内可以保护自己不受损伤的物质,一个是以谷胱甘肽(GSH)为代表的低分子量(LMW)硫醇,另一个是麦角硫因。幽门螺杆菌不能够合成低分子量(LMW)硫醇,但它可以利用麦角硫因。当幽门螺杆菌分解尿素和麦角硫因时,产生的氨、硫化氢和甲硫醇等几种气体,正是口臭气体中的主要组成部分。

其他引起口臭的疾病还包括:牙周病、龋病、黑毛舌病、口腔坏死性炎症、冠周炎、口腔癌肿坏死、化脓性上颌窦炎、萎缩性鼻炎、急性扁桃体炎、咽峡炎、小儿鼻内异物、消化不良、胃炎、支气管扩张继发肺部感染、肺脓肿、白血病、血小板减少症、粒细胞缺乏症、糖尿病、铅、汞、铋和有机物中毒等。

藏在牙龈深处的危机

口腔虽然不是消化吸收的主要器官,但口腔,特别是牙齿健康,对我们身体产生深远的影响。牙齿与牙龈出问题,其影响远不止是牙疼和牙龈发炎,还会波及从饮食、身体健康到生活质量的方方面面,甚至增加一个人的死亡风险。

牙周炎,或者说深部牙龈疾病,是仅次于龋齿的第二大口腔疾病。最能衡量口腔健康状况的部位也许是最常被忽视的——牙龈深处。牙周炎不是你露齿而笑时显露的那部分牙龈发炎,而是深藏在表层之下。初期可能是牙龈浅表炎症(牙龈炎),之后细菌会进入牙龈下方的牙根位置,侵蚀牙根结构。由于它的隐蔽性,许多患者直到晚期才知道自己有牙周炎。这种病有遗传因素,也受到口腔卫生的影响。大多数人直到四五十岁才注意到自己患有牙周炎。这时候,严重的损害可能已经破坏了牙齿的结构,带来牙齿脱落的风险。与此同时,感染已在过去几十年里一直沿着血流向身体各处传播细菌。

正是牙龈和血液中致病细菌的长期存在,令牙周炎对人体健康的影响远远超出口腔范围,所以口腔疾病并非总是停留在口腔。口腔健康与心血管疾病、糖尿病、阿尔茨海默病、肥胖、多种癌症和类风湿性关节炎等密切相关。也就是说,口腔也是捍卫一个人整体健康的“哨兵”。

如果把血流想象成一辆公交车,口腔里的细菌就是公交车上乘客。公交车会开到身体各个部位。有些细菌在大脑下车,有些在动脉下车,有些在胰腺或肝脏下车。如果这些器官比较脆弱,或者有时微生物没有被有效清除,就会造成发炎,引发或加剧其他炎性疾病。长期慢性炎症刺激,最终形成癌症。

口腔内细菌或其他病原体到达身体各个器官后,免疫细胞会接连释放炎症标志物,帮助免疫系统攻击和杀死入侵的病原体,伤口周围迅速出现的肿胀泛红是这种有效炎症反应的结果。短期内,炎症标志物引导免疫系统到达可能感染的部位杀死异物。但当这些

"哨兵"在体内长期逗留,就为癌症的产生创造了条件。

如果牙周炎持续发展,最终的结果是牙齿脱落。牙齿脱落导致认知衰退和痴呆风险增加。

预防牙周炎的发生最简单的方法就是正确刷牙。如果我们刷牙正确、保持口腔卫生,就算你已经得了牙周炎,也可以治愈并且起到预防目的。因此想长寿,勤刷牙!

牙周炎往往早期没有症状,关键在于如何发现它。再加上人们有一种普遍的误解,没事不用看牙医,除非牙疼得厉害。人到中年,请小心"藏在牙龈深处的危机"!

所以抽空看看牙医,很有必要。

另类的胸痛

大部分人都能够意识到胸痛与心绞痛、心肌梗死的关联。除了心脏病,反流性食管炎导致的胸痛,也更像心脏病,甚至疼痛更痛苦。

反流性食管炎是指胃、十二指肠里面的内容物反流进入食管,刺激食管黏膜产生炎症。近年来,反流性食管炎已经成为常见病了,严重影响到了日常生活质量。常见的临床症状如下。

1. 反酸、烧心 胃食管反流时,酸性的胃内容物通过食管反流进入口腔,一股酸苦味道称为反酸;胃酸损伤、腐蚀食管黏膜,胸骨后或者上腹部出现烧灼样的感觉被称为烧心。饭后的 1~2 小时容易出现,特别在弯腰、平躺、侧卧、用力排便、咳嗽等姿势改变时更容易发生。晚上睡觉时因为反流、烧心的症状甚至会突然间惊醒。

2. 胸痛 常在胸骨的后方、剑突下或者上腹部,可放射到胸背部、肩颈部、上肢等。有时会误诊为心绞痛。

除上述症状外,还会出现咽部不适、声音嘶哑、咳嗽、咽干、哮喘等症状。长期慢性反复食管反流,还可以导致食管溃疡、食管瘢痕狭窄导致吞咽困难,最后发展为食管癌。

反流性食管炎的发病率增加,最主要的影响因素是饮食。经常吃油腻、脂肪含量高的食物,胃内停留时间长,反流性食管炎发生的概率就高。经常清淡饮食、水果蔬菜摄入多,胃排空时间快,胃食管反流发生的概率就低。另外抽烟、喝酒、经常吃刺激性食物、吃得太饱等因素也可诱发或加重反流性食管炎。

引发腹胀、腹痛的常见因素

临床上最常见病人腹胀、上腹部不舒服、慢性疼痛等,健康人群中有时也存在,这都和胃炎有关。

胃炎是最常见的消化系统疾病之一。多种不同病因引起的胃黏膜急性和(或)慢性炎症,常伴有上皮损伤、黏膜炎症反应和上皮再生。

急性胃炎可由化学因素、物理因素、微生物感染或细菌毒素等引起。此外,精神、神经功能障碍,应激状态或各种因素所致的机体变态反应均可作为内源性刺激因子,引起胃黏膜的急性炎症损害,主要是浅表性胃炎。

目前认为慢性胃炎是由多种因素作用造成的。幽门螺杆菌感染;长期服用对胃有刺激的药物;进食过快或粗糙食物长期刺激;疾病如心力衰竭或门静脉高压症等使胃黏膜长期淤血、缺氧造成黏膜持续损伤;急性胃炎如治疗不当、迁延不愈可转变为慢性胃炎;另外,胃酸缺乏、营养不良、吸烟、酗酒以及精神因素等也可成为慢性胃炎的病因。其中幽门螺杆菌感染为慢性胃炎最主要的病因,最终发展为萎缩性胃炎。

从临床看,青年人多为浅表性胃炎,老年人多为萎缩性胃炎。一部分浅表性胃炎数年之后可变为萎缩性胃炎。浅表性胃炎与萎缩性胃炎可同时存在于同一个病人。

胃炎主要症状如下。

（1）上腹痛：大多数胃炎患者有上腹痛，多为隐痛、胀痛等，也可有烧灼痛，多与进食规律有关。

（2）腹胀：部分患者会有腹胀，多为胃内食物潴留、排空延迟、消化不良所致。

（3）嗳气、反酸：胃蠕动或排空障碍导致胃内气体、食物潴留，逆行经食管排出，暂时缓解上腹饱胀感。

（4）反复出血：出血是在胃炎基础上并发的一种胃黏膜急性炎症改变，可表现为大便潜血阳性或黑便。

（5）其他：如食欲减退、反酸、恶心、呕吐、乏力、便秘或腹泻等。

不规律的腹痛要重视

胃溃疡会恶变，临床上主要是餐后痛。如果疼痛没有规律，一定认真检查，不能够大意。

胃的贲门至幽门之间的慢性溃疡称之为胃溃疡，是消化性溃疡的一种。溃疡通常是单发，呈圆形或椭圆形，直径为 0.5 ~ 2 厘米，很少超过 3 厘米，溃疡边缘整齐，状如刀切。胃溃疡的形成与胃酸和胃蛋白酶的消化作用有关，是消化系统的一个多发病和常见病。

胃溃疡好发于 40 ~ 60 岁，药物如阿司匹林、类固醇皮质激素、酒精等最容易导致胃溃疡。胃溃疡患者胃酸分泌量和正常人相似，甚至低于正常人。

胃溃疡的腹部疼痛多为餐后痛，进食后加重。出血常见，多为大便潜血阳性，出血量多时可为黑便，可合并胃穿孔。

胃溃疡以小弯溃疡最为多见，尤其是胃窦小弯，有的较大溃疡可发生于小弯上部以至贲门区，在胃底和大弯侧十分罕见。因此胃镜发现的胃底、胃大弯的溃疡一定要引起足够重视，特别是持续的、无规律的腹痛,要想到胃癌病变。

胃溃疡有恶变的可能,有2%～5%可发展为癌症。

胃内常见微生物

世界上可能有超过一半的人存在幽门螺杆菌感染。世界卫生组织已经将幽门螺杆菌列为1类致癌物,我国每年新发胃癌中约60%合并幽门螺杆菌感染。

幽门螺杆菌感染最常见的传播途径是消化道传染,通常出现在儿童时期。主要通过口口传播、粪口传播和水源的途径来进行传播,容易呈现家族聚集性。其他途径比如直接接触唾液、呕吐物、粪便、受污染的食物或水也可以传播。

大多数幽门螺杆菌感染的患者不会有任何的体征或症状表现,部分人群会出现腹部疼痛、恶心、食欲减退、经常打嗝、腹胀、口臭、体重减轻等。

幽门螺杆菌感染可导致胃炎、胃溃疡、胃癌、恶性淋巴瘤。另外还可以引起严重的痤疮、酒糟鼻、湿疹等。

一种良性的腹痛

十二指肠溃疡是幽门到空肠起始的一段小肠病变,病因与胃酸和胃蛋白酶的消化作用有直接关系。十二指肠溃疡的胃酸和基础胃酸分泌量均高于正常。

十二指肠溃疡比胃溃疡多见,约为4∶1。

与胃溃疡好发于40～60岁人群不同,十二指肠溃疡好发于青少年,十二指肠溃疡的平均发病年龄较胃溃疡提前10年以上。

十二指肠溃疡的起病与精神神经因素关系相当密切,外科迷走神经切断术治疗十二指肠溃疡效果较好。

十二指肠溃疡腹痛常见,多为饥饿痛和夜间痛,进食后缓解。

十二指肠溃疡几乎无恶变可能。

小肠患癌的概率

在人们印象中,几乎很少听到小肠的恶性肿瘤。其实小肠也会得癌症,只是小肠得癌症的概率比较低。

临床上,食管、胃、结直肠患癌症的概率都比较高,小肠的长度占整个胃肠道的75%,但小肠恶性肿瘤发生率仅占胃肠道恶性肿瘤的1%~2%,其中结肠癌发病率更是小肠恶性肿瘤36倍。文献报道称,小肠恶性肿瘤由近至远发生率逐渐增高,在整个小肠恶性肿瘤中,十二指肠癌发病率约为22.5%,空肠为28.5%,到了回肠就升高到48.8%。

小肠较少发生肿瘤的原因除了与其解剖学部位有关以外,更多的是与小肠内食物所形成的状态、成分有关。这些成分与大肠内状态有很大差别,引发肿瘤的概率较低。小肠肿瘤发病率低,一般是小肠排空速度快、小肠内细菌少等原因导致。良性疾病常见于小肠的平滑肌瘤、脂肪瘤等。在小肠肿瘤中,小肠的肿瘤基本上发生在肠道黏膜的细胞以及小肠周围的基质细胞,所以发生于肠黏膜的大多数是息肉。小肠恶性肿瘤,发源于小肠基质的大多有小肠间质瘤,或者说平滑肌瘤这两大类。

临床上小肠出现恶性肿瘤,常常症状不是太明显。当病灶增大到一定程度以后,压迫肠管,导致肠梗阻或者侵犯腹膜后神经,导致疼痛的时候,才会出现明显的症状。

小肠发生癌变概率低,与以下因素有关。

(1)机械运动强:小肠的分泌与强力蠕动功能,使小肠上皮细胞不致长期受到肠腔内毒性致癌物质的损害;小肠内因肠液稀释和小肠的快速排空,也不会使小肠上皮细胞过多暴露于肠腔内致癌物的作用之下,减少了致癌物的接触。

（2）免疫保护强：小肠作为人体内最大的免疫器官,具有高度的抗癌能力和较强的免疫活性。黏膜可分泌大量免疫球蛋白 A 中和潜在的致癌物质,使致癌物质对小肠上皮失去作用。

（3）有害菌群少：小肠内细菌群比结肠少很多,且代谢能力弱,尤其是将胆酸转变为致癌物质的厌氧菌几乎不存在,因而致癌物质的形成减少。

（4）致癌物质被稀释：致癌物质是癌症发生的一个很重要的因素,小肠内液态内容物较结肠多,通过小肠的液体约 8 000 毫升/天,摄入的致癌、促癌物质经稀释,大大削弱了有害物质的致癌作用,甚至达到相对无害的水平。

（5）自我解毒功能：小肠存在保护性酶具有解毒功能,微粒体酶尤其是苯并芘羟化酶对致癌物质的解毒作用,能使强烈的致癌物质 3,4–苯并芘转化为低活性的化合物,减少其毒性。

（6）特殊发育结构：胚胎发育中,脊椎动物的小肠是由中肠分化,中肠的形成较晚,分化简单,避免了不典型组织的种入。同时小肠黏膜增生、凋亡速度快,减少基因突变。

小肠恶性肿瘤包括小肠腺癌、淋巴肉瘤、平滑肌肉瘤、类癌及恶性色素瘤等,其中以原发性恶性淋巴瘤最为多见。小肠癌患者的平均年龄在 50 岁左右。

慢性肠病的罪魁祸首

溃疡性结肠炎又称特发性结肠炎,是一种以慢性非特异性的直肠和结肠的浅表性、溃疡性炎症为主要病变的肠道疾病,主要累及直肠和乙状结肠,也可侵及其他结肠或全部结肠。病变严重者,其中少数可出现 10 厘米以内的“反流性回肠炎”。

临床症状主要包括黏液脓血便、腹痛、腹泻和里急后重,并常伴有肠道外疾病和肝脏损害、关节炎、皮肤损害、心肌病变、口腔溃疡、虹膜睫状体炎及内分泌病症。急性危重病例,常合并有全身症状。

暴发性溃疡性结肠炎是引起中毒性巨结肠最常见的原因。内镜下可见病变累及全结肠,结肠正常形态消失,肠腔扩大,结肠袋和半月襞均消失,黏膜明显充血、糜烂、出血并见溃疡形成,大片黏膜剥脱。需要特别提醒,因为肠壁菲薄,暴发性溃疡性结肠炎合并中毒性巨结肠时,禁忌内镜检查,否则极易引起穿孔或使病变进一步加重。

排便不简单

肛门由特殊的肌肉——肛门括约肌构成。肛门括约肌分为内括约肌和外括约肌。这两块括约肌各事其主,分别效命于两大神经系统。外括约肌服务于较为高级的主观意识,如果大脑认为现在还不是上厕所的时候,外括约肌就会忠实地听从指挥,尽力缩紧,严防死守。只有到了洗手间,才可以放开排便。内括约肌则不受主观意识控制,只要有大便,就会刺激肛门内括约肌,屁声阵阵、仙气飘飘就是对主观意识的提醒。所以,只有内、外括约肌配合,才能形成排便过程。

排便是一个高技术含量的动作,只有两大神经系统通力合作,内、外括约肌协调一致,才能得体又干净地完成这一过程。

需要注意的是:虽然我们可以通过主观意识让外括约肌控制排便,可如果总是长时间忍住不去,它就会使你的内括约肌罢工。久而久之,你对排泄的感受就会变得不敏感。所以,建议大家,如果有便意,尽量不要长时间忍着,该排便时就去排便。

排便的姿势很重要

排便的姿势有两种形式——坐便和蹲便。我们都习惯于坐便,但这是一种错误的方式,人类进化的排便姿势是蹲着。

国外曾经做了一项排便模式的实验。实验对象分别以 3 种不同的姿势上厕所：一种是常见的坐便式，一种是蹲便式，还有一种是蹲坑式。实验结果表明：蹲坑式平均耗时 50 秒，而且实验对象一致认为此方式整个过程很舒爽。相比之下，坐便式、蹲便式如厕平均耗时 130 秒，而且似乎还有些意犹未尽。

现在很多人都用坐便式马桶排便，这时肠管没有完全打开，就像我们在花园用水管浇花，这个水管打了一点折，因此，水流不是很通畅。那长期处在这种状况下，就会带来一系列的健康问题，比如最常见的便秘、痔疮等。

所以，大便时最好是蹲坑式，如果不习惯或身体不允许蹲便，那么应该在马桶前方放一个小板凳，然后坐在马桶上时，可以把双脚放在板凳上，然后身体略微前倾。这样的话，就可以放松肠管后面的肌肉，使排便顺畅。

洗屁屁比洗脸重要

很多人都认为洗脸重要，毕竟人都是看脸的。但是从健康角度，洗屁屁和洗脸同样重要，甚至洗屁屁比洗脸更重要。

大便后都会用卫生纸擦拭，尽管使劲擦，或者擦好几遍，也会在肛门褶皱部位残留少量的粪便。即便 0.1 克的粪便，大概含有 100 万个病毒、10 万个细菌、10 个虫卵等，因此潜在的感染风险非常高。

肛门周围是褶皱很多的地方，很容易藏污纳垢，再加上肛门本身几层衣服捂得严实不够透气，如果有污物长期残留，就容易滋生大量的细菌，诱发肛肠疾病，比如肛周瘙痒、湿疹、肛瘘、肛周脓肿、痔疮等。

如何正确地洗屁屁？

1. 屁屁不是洗得越干净越好　很多人为了清洗干净，通常会使用沐浴露、香皂、私处洗剂等，这样做反而会带来更多问题，使用香皂或者沐浴露等,会破坏肛周皮肤表面 pH 值,干扰肛周皮肤的酸碱平衡,使皮肤干燥,从而可能会引起肛周瘙痒等疾病。对于那些已经有肛肠疾病的人群,使用香皂或者沐浴露反而会加重病情,甚至引起其他疾病的风险。

2.洗屁屁不要过频　正常情况下,每日 1 次即可,或者早晚各 1 次,最好便后立即清洗。如果清洗次数过多,可能会打乱肛管正常的生理功能,进而降低肛周皮肤的抗病能力。

3.尽量使用淋浴头冲洗　用流动水冲洗,更加干净卫生。水温不要太烫或者太凉,大概35 ℃左右即可,以免烫伤或者过于刺激肛周皮肤。

4.专盆专用　没有用淋浴的条件时,也可以用盆洗,但一定要注意专盆专用,不要把洗屁屁的盆和洗袜子或其他物品的盆混用。

如果已经有与肛肠相关的疾病了,也可以考虑坐浴,用 1 :(3 000 ~ 5 000)的高锰酸钾温热水坐浴,对于肛肠疾病的防治都有很好的作用,但坐浴时间不要过长,每次5 ~ 10 分钟即可。

生活中有人抗拒洗屁屁,但又有一些人比较爱干净,每天都会洗两三次甚至更多,每次洗的时候都想把肛门里面清洗干净。过度的清洁会改变局部的生理状态,打乱肛管正常的分泌功能,并且太多的肛门刺激,会使得肛管和直肠末端处于充血状态,长期下来反而容易患上肛肠疾病。

保持每天 1 ~ 2 次大便,每天 1 ~ 2 次便后洗屁屁,动作要轻柔,仅限于肛周皮肤,不要刺激肛门内的黏膜。

养成良好习惯,开启健康生活。

不要简单地认为便血是痔疮

十人九痔,无论内痔、外痔和混合痔。排便出血都是痔疮常见症状之一。常见擦拭时手纸上带血、大便带血或滴血,颜色鲜红,便后出血可自行停止。

直肠癌最常见的一个症状也是出血,直肠癌出血症状和痔疮出血症状很相似,这导致很多人因为把直肠癌出血症状误认为是痔疮,而造成漏诊、误诊,耽误了直肠癌的治疗。

所以大家看到大便带血时,一定不要想当然地认为就是痔疮,反而耽误了直肠癌的早期发现。直肠癌病变位置一般离肛门较近,直肠指检是最简单的检查方法。因此大便带血或本身就有痔疮时,一定要引起足够重视,到医院一个简单的直肠指检就能够早期发现重大隐患,防病于未然。

难言之隐——便秘

每个人都会遇到便秘,最可怕的是长期的习惯性便秘。那如果便秘怎么办呢?

第一,饮食和运动。膳食纤维和运动都能够刺激肠道蠕动。通过营养均衡,适量添加膳食纤维,再配合规律的运动,就可以起到预防和一定程度上缓解便秘的作用。

第二,如厕方式。国外曾经做了一项不同排便模式的实验。最后证明蹲坑式耗时短,排便过程很舒爽。而坐便式或蹲便式都耗时长,而且意犹未尽。蹲坑式排便顺畅和直肠的解剖结构有直接关系。我们的肠道闭合机制不是为坐着上厕所设计的,在坐姿状态下肠管没法完全打开"出舱口"。正常的时候,直肠外围都有一块肌肉像套索一样包裹着它、向一个方向牵引着它,就像水管打折出水不畅是一个道理。当我们蹲着的时候,这个肌肉就松弛了,这样的话,就可以使肠道保持通畅了。

第三,三日定律。什么意思呢? 我们人的大肠分为 3 部分:升结肠、横结肠和降结肠。通常来讲,我们正常排便只是把降结肠的内容物排出去,然后一天之内又填满了,接着再排出去。但是,如果你用了强力泻药,它有可能把你 3 个部分的内容物全部排出去,那你就需要 3 天的时间,才能把大肠填满。因此,你吃完泻药以后,一般来说,2～3 天没有大便是正常的。千万不要吃完泻药,觉得第二天怎么没有大便,又加量再吃泻药,这是不对的。所以,用泻药的人,一定要记住三日定律。

第四,养成排便规律的习惯。肛门括约肌分为内括约肌和外括约肌。这两块括约肌各事其主,分别效命于两大神经系统。外括约肌服务于较为高级的主观意识,可以主观控制。内括约肌则不受主观意识控制,只要有大便,就会刺激内括约肌。当我们养成一日 1～2 次的排便习惯时,内括约肌对大便的刺激变得敏感了,主观控制外括约肌也有意识配合了,排便就顺畅了。便秘时只是主观上想排便,或者总是长时间忍住不去,导致内括约肌刺激形成的便意消失。

当然,如果是顽固性、习惯性便秘的患者,除上述方法外,就需要在医生的指导下寻求药物干预了。

胰腺被称为"生命线"

胰腺在上腹部比较深入的地方,胃的后面。分为胰头、胰颈、胰体、胰尾 4 个部位。它的质量很轻,不到 100 克,但是它却承担着人体第二大消化腺的责任,所以它在人体中是相当重要的一个"角色"。

胰腺功能分为内分泌功能和外分泌功能。

外分泌腺的主要功能是分泌胰液。胰液当中含有很多消化酶,如淀粉酶、脂肪酶、胰蛋白酶等。当食物进入小肠时,胰腺的外分泌腺分泌的消化酶通过腺管排到十二指肠,能够将小肠中的脂肪、糖、蛋白质消化掉,起到很好的消化作用。

胰腺的内分泌功能由胰岛组成,主要作用是分泌 4 种对人体来说非常重要的物质:胰高血糖素、胰岛素、生长抑素和胰多肽。

胰高血糖素能阻止葡萄糖向糖原的转化,使人体中的血糖增高。胰岛素与胰高血糖素作用相反,促进葡萄糖代谢成糖原,降低血糖。以上2种物质相互制约,维持人体血糖正常。还有第3种是生长抑素,主要作用是调节胰高血糖素和胰岛素的分泌。胰多肽,主要作用是调节胰液和胃液的分泌,保证食物的充分消化。

随着人们物质水平的不断提高,胰腺炎的发病率是越来越高,暴饮暴食是主要原因。胆道疾病比如胆结石、胆道感染等也会连累到胰腺引起胰腺炎。急性胰腺炎迁延不愈或者胰腺炎反复发作形成慢性胰腺炎。许多胰腺癌都是由慢性胰腺炎发展而来的。胰腺癌有着"癌中之王"之称,死亡率极高。

养成良好的饮食习惯、坚持锻炼、定期体检是胰腺防护的三原则。我们要好好保护珍惜胰腺,守住我们的生命线。

肝脏是身体的守护神

肝脏位于右上腹,隐藏在右侧膈下和肋骨深面,大部分肝为肋弓所覆盖,仅在腹上区、右肋弓间露出并直接接触腹前壁,肝上面则与膈及腹前壁相接。肝脏在人体的生命活动中具有非常重要的作用。

肝脏的主要功能是分泌胆汁、储存糖原,调节蛋白质、脂肪和碳水化合物的新陈代谢等,被誉为"物质代谢中枢"。

肝脏具有多种生理化功能。据估计,在肝脏中发生的化学反应有500种以上,常被喻为人体的"中心实验室"。

肝脏在解毒、胆汁生成、凝血、免疫、热量产生及水与电解质的调节中均起着非常重要的作用,是人体内的一个巨大的"化工厂"。

肝脏的血流量极为丰富,约占心输出量的1/4。

肝脏具有强大的再生能力。仅存大约 25% 的正常肝脏，便可以再生一个完整肝脏。

肝脏具有防御功能。肝脏有很强的细菌吞噬能力，门静脉血中 99% 细菌经过肝脏时被吞噬。

肝脏解毒是一个持续过程，它不是把血液圈起来做这个工作，而是动态解毒，解毒的同时身体的其他部位正常运转中还会继续产生代谢产物。所以只要我们身体正常运转，血液里一直都会存在一些毒素，就需要肝脏一直解毒。

肝脏其实很脆弱，很容易受到各种致病物质的损害。如果经常熬夜、吸烟、酗酒、服药等因素长期存在，会使体内毒素在血液中含量增加，甚至远远超出肝脏的解毒能力。这不仅仅是增加肝脏解毒功能的负担，还会加速其他脏器的老化。

肝脏感染最常见的是乙型病毒性肝炎，简称乙肝。系由乙型肝炎病毒（HBV，简称乙肝病毒）感染引起，可以出现乏力、食欲减退、恶心、呕吐、厌油、肝功能异常等临床表现。部分病例有发热和黄疸。少数病例病程迁延转为慢性，或发展为肝硬化甚至肝癌。病情进展迅猛可发展为重型肝炎。大部分感染者则成为无症状的病毒携带者。

乙肝病毒通过血液与体液传播，部分可通过性传播。乙型病毒性肝炎在中国流行广泛，人群感染率高，因此我国是乙肝重灾区。如果感染乙肝病毒不积极防治，乙肝、肝硬化、肝癌是乙肝感染的三部曲。

慢性乙型肝炎的预后主要取决于肝脏炎症程度。大多数是无症状的携带者。若慢性肝炎合并肝细胞坏死，约 80% 在 5 年内可发展为肝硬化。静止的肝硬化，亦可长期代偿；有广泛炎症坏死者，病情可迅速恶化，并发重症肝炎或肝性脑病；持续的炎症进展也可由肝硬化进展为肝细胞性肝癌。

为了肝脏健康,我们应均衡饮食,保持正常体重,减少脂肪肝的发病率。戒烟限酒,注意饮食卫生,适量运动,保证足够睡眠时间,不乱吃药及保健品。从日常生活做起,养成良好的生活习惯,定期体检,保证肝脏正常运转。

肠道健康的人才是真正健康

俄罗斯微生物学家梅契尼科夫是发现益生菌的"鼻祖",他的名言是"肠道健康的人才是真正健康"!

在人体的健康舞台上,肠道扮演着一系列重要的角色。

1. 分解食物　在胃酸、消化酶和胆汁的协同作用下分解并消化食物。

2. 吸收有益物质　在小肠内吸收人体所需的营养物质,如氨基酸、脂肪、糖类、维生素和矿物质等,并保持均衡的营养吸收。

3. 排除有害物质　人体每天要排出 1 000 多种垃圾和毒素,其中 796 种由肠道排出。除此之外肠道还负责防卫、阻碍,甚至中和那些流入生命管道的毒素、有害的细菌和致癌的化学物质。

4. 制造功能　肠道内的细菌能合成维生素和具有维持健康功能的分子,他们共同组成了人体的肠道生态系统。

5. 保护作用　肠道内的免疫系统占人体全部免疫系统的70%。如果能治疗疾病的物质都称作"药"的话,人体自身是可以产生 1 万多种药的!而这 1 万多种药有 70% 以上产生于肠道中,一般的疾病靠这些"药"完全就可以治愈。

由此可见,肠道健康真的是任重道远。为了既能保证均衡的营养吸收和平衡的免疫系统,又能确保正常的排毒效果,肠道必须有条不紊地开展工作才行。因此要想身体健康,一定要保持肠道健康。

肠道是人类的第二大脑

人体差不多是由三根"管带"衍生而来。

第一根贯穿我们全身并在中间打了个结，这个是血管系统，中间的结就是所有血液汇集的地方——心脏。

第二根几乎与脊背平行，这是脊髓中的神经系统，从这里衍生出遍布全身的大小神经。管带的一头向上生长膨大，在身体的顶端形成了一个复杂的神经囊，最后成为大脑。

第三根由上而下纵向贯穿整个身体，这是原始肠管，它发育成了我们的消化系统。所以，我们的胃肠道与大脑和心血管系统都是同等重要。

消化道，特别是肠道，通过"肠-脑轴"，借助迷走神经，与大脑紧密相连。通过细胞因子、肠道胆汁酸以及肠道益生菌分解膳食纤维生成的短链脂肪酸，尤其是乙酸、丙酸，还有丁酸不断传递信息来影响身体。而且这种沟通是双向的、多面的，包括神经、内分泌和免疫系统的沟通。通过稳定的"菌-肠-脑"联盟，形成了双向交流网络，实现了肠道与大脑进行高效对话，同时也可以反向作用于大脑，影响大脑的功能。

在肠-脑互动过程中，肠道中的内环境，特别是肠道里微生物的反应，是这个沟通里的重要环节，而要构建这个稳定的内环境，饮食是最重要的调节方式之一。

因此，肠道很重要，它确实是跟大脑紧密相连的！

肠道是最大的免疫器官

肠道是我们人体的消化器官，也是人的"第二大脑"，这个大脑也会"指挥"我们的身体。但是您可能有所不知，肠道的功能还远不止如此，它还是人体最大的免疫器官，肩负人体70%的免疫功能。

通过内镜检查肠道时,可以看到小肠末端、部分回肠,有很多小突起,分布在肠道内壁,这其实是可以看到的肠集合淋巴结。没错,肠道里有无数这样的淋巴结聚集! 并且有70%以上的免疫细胞,如T细胞、B细胞、自然杀伤细胞等都集中在肠道,所以肠道当之无愧是人体最重要的免疫器官。

小肠内部有无数的绒毛,每根绒毛上又有无数的微绒毛,这样的结构使得人体肠道黏膜的总面积约有一个网球场大。这就是肠道为了有效执行消化吸收而做的设计,惊人的大面积,高效率的黏膜吸收,高效率的物质运输,为人体的解毒系统,包括肝脏、血清、淋巴系统等,提供营养支持。从这个意义上说,肠道运动支持了整个生命活动。

同时,肠道也是最危险、最肮脏的地方。无数由口腔侵入的病菌、毒物以及肠道原本就存在的有害细菌,虎视眈眈地想伺机入侵人体。好的、有益的营养物质能够高效率的被吸收,被输送到全身;同样的,坏的、有害的毒素、病菌,也可能同样的被高效率吸收、高效率的输送。所以,我们的身体在"设计"防卫体系时,只好将大部分的免疫防卫"军队"——人体70%的免疫细胞,配置在肠道,用来保护肠道生理结构的安全。

因此,想要提高人体的免疫力,需要从"肠"计议!

肠道的防御屏障

肠道是维持肠道内环境平衡和阻碍致病菌及毒素的先天性屏障。肠道屏障包括机械屏障、化学屏障、微生物屏障和免疫屏障。

1. 机械屏障　机械屏障又称物理屏障,包括黏膜上皮、固有层和黏膜肌层。肠上皮细胞紧密排列,能有效地阻挡细菌、病毒及内毒素进入。

2. 化学屏障 化学屏障是由肠道上皮细胞所分泌的黏液、消化液及有益菌分泌的抑菌物质组成。肠道内抑制细菌的物质主要有胆汁、黏多糖、溶菌酶和糖蛋白等。胃酸、肝脏分泌的胆汁和小肠液对病原菌增殖也具有一定的抑制作用。

3. 微生物屏障 微生物屏障主要依靠肠道微生物群,主要包括黏膜菌群和肠腔菌群。黏膜菌群主要以双歧杆菌和乳酸菌等益生菌为主,肠腔菌群多为大肠杆菌和肠球菌等中性菌,它们黏附在肠道黏膜层上,形成了一个多层次的肠道微生物屏障。饮食、疾病、免疫、应激等因素都能够破坏肠道微生物屏障,造成肠道菌群失调。

4. 免疫屏障 免疫屏障主要由肠道相关淋巴组织和弥散的免疫细胞组成。肠道黏膜免疫系统可对机体中抗原进行识别,对抗原进行有效地清除,具有抵御病原微生物入侵、抗过敏反应、抑制免疫应答等功能。此屏障受损,则有害菌群会进入机体,影响身体健康。

肠道也有年龄

所谓肠道年龄,是指一个人随着生理年龄的增长,其肠道内菌群变化所处的不同阶段,即通过肠道菌群之间的平衡程度,来判断一个人的肠道是否有老化现象。因此"肠龄"像"肌龄""心龄""骨龄"一样,都是反映身体老化程度的指标。

研究中常用双歧杆菌数量作为判断肠道年龄的重要指标。大多数人在10岁以后肠道内的双歧杆菌就开始锐减。20～60岁,成年人双歧杆菌在肠道菌群中所占的比例已经从40%下降至10%,到60岁后只剩下1%～5%,到临终前几乎完全消失,接近于零。

但是,一些长寿老人体内,通常还可以检测到双歧杆菌等有益菌。看来,长寿的"秘诀"应该与肠道有益菌有紧密联系。相反,由于不良的生活方式及饮食习惯,一些10～20岁的青少年,由于胡吃海喝,黑白颠倒,它们的肠道年龄,反而更像60岁的"肠龄"!

健康长寿从保养肠道开始

肠道保养,遵循五要。

第一,平衡膳食结构。一日三餐的饮食应做到粗细搭配,尤其是要常吃谷类、薯类、豆类及水果、蔬菜等富含膳食纤维的食物。膳食纤维是肠道有益菌群的食物,不仅促进肠道蠕动加快粪便排出,而且能抑制肠道内有害菌的活动,有利于肠道微生态环境的稳定。对胃肠道刺激性大的食物如胡椒、辣椒、芥末、咖啡等以适量为宜。

第二,生活规律。在平衡膳食的基础上还要保持规律饮食,不能饥一顿饱一顿,尽量避免暴饮暴食,不要睡前进餐。另外必须养成定期排便习惯,有进有出,肠道才能健康。

第三,适当运动。生命在于运动,合理的运动可以改善肠道菌群,促进肠道菌群多样性,减少有害菌,增加免疫力。运动可以促进肠道蠕动,加速排便,促进有毒物质的排出。

第四,保持心情愉悦。心情好,胃口就好。紧张、焦虑等不良情绪可以干扰胃肠的规律运动,会使肠道蠕动变慢,产生消化不良。正如人们常说的"心情不好,没有胃口"。

第五,尽可能少吃药。许多药物特别是抗生素是影响肠道正常菌群平衡的主要因素之一,不要一有感冒发热、胃肠不适就乱用抗生素。便秘时不要习惯性地使用泻药,更不要盲目地灌肠。一定要从饮食习惯和行为方式上去调理。

坚持"揉腹"同样有利于肠道健康。通过顺时针(顺着肠道的走向)揉腹的动作,每次坚持10分钟,起床前和睡觉前各1次,通过增强肠道的蠕动促进食物的代谢和吸收,加速粪便的排出,使肠道内菌群保持平衡,防止肠道老化。

生命之源——三大营养物质

（一）碳水化合物

碳水化合是为人体提供能量的 3 种主要的营养物质中最廉价的营养物质。食物中的碳水化合物分成 2 类：人可以吸收利用的有效碳水化合物如单糖、双糖、多糖和人不能消化的无效碳水化合物如膳食纤维。机体中碳水化合物的存在形式主要有 3 种：葡萄糖、糖原和含糖的复合物。

碳水化合物是一切生物体维持生命活动所需能量的主要来源。它不仅是营养物质，而且有些还具有特殊的生理活性。碳水化合物是生命细胞结构的主要成分及主要供能物质，并且有调节细胞活动的重要功能。

碳水化合物的主要食物来源有：糖类、谷物（如水稻、小麦、玉米、大麦、燕麦、高粱等）、水果（如甘蔗、甜瓜、西瓜、香蕉、葡萄等）、干果类、干豆类、根茎蔬菜类（如胡萝卜、红薯、土豆）等。

我们吃的米饭、面条、馒头都是碳水化合物，都会被分解成葡萄糖分子。虽然同样是碳水化合物，但它们要在消化道经过长时间的消化，转变成单糖、二糖、多糖及低聚糖，然后再转化成葡萄糖。这个代谢过程虽然产生能量，但同时也需要消耗能量。而且糖分解的过程也是一个逐渐释放的过程，机体通过分泌胰岛素让细胞充分利用。

但是，我们直接吃糖产生的效果就不一样了。直接摄入糖本身就是单糖分子，进入消化道以后，它不需要过多消化就可以直接进入血液，升高血糖的速度非常快。如果总是吃人工合成的成品糖，长期会引起胰岛素抵抗，导致糖类代谢紊乱甚至糖尿病。

（二）脂肪

脂肪是身体储能和供能的重要物质，也是生物膜的重要结构成分。脂肪代谢异常引发冠心病、高血脂、糖尿病等现代社会常见病。

脂肪是由甘油和脂肪酸组成的三酰甘油酯,也叫甘油三酯。其中甘油的分子比较简单,而脂肪酸的种类和长短却不相同。因此脂肪的性质和特点主要取决于脂肪酸,不同食物中的脂肪所含有的脂肪酸种类和含量不一样,因此脂肪又分为不饱和与饱和2种。动物脂肪以含饱和脂肪酸为主,在室温中呈固态。相反,植物油则以含不饱和脂肪酸较多,在室温下呈液态。

我们可以把脂肪看作机体储存脂肪酸的一种形式。从营养学的角度看,脂肪酸对我们的大脑、免疫系统乃至生殖系统的正常运作来说十分重要,但它们都是人体自身不能合成的,我们必须从膳食中摄取。

脂肪的消化主要在小肠上段经各种酶及胆汁酸盐的作用,水解为甘油、脂肪酸等。脂类的吸收有2种:中链、短链脂肪酸构成的甘油三酯乳化后即可吸收进入血液循环;长链脂肪酸构成的甘油三酯与载脂蛋白、胆固醇等结合成乳糜微粒,最后经由淋巴进入血液循环。

脂肪吸收后在体内代谢为甘油三酯、磷脂、胆固醇、血浆脂蛋白4类物质,受胰岛素、胰高血糖素、饮食营养、体内生化酶活性等复杂而精密的调控,转变成身体所需要的物质成分。

肝、脂肪组织、小肠是合成脂肪的重要场所,以肝的合成能力最强。肝内合成的脂肪要与载脂蛋白、胆固醇等结合成极低密度脂蛋白(VLDL),进入血液循环运到肝外组织储存或加以利用。若肝合成的甘油三酯不能及时转运,会形成脂肪肝。

长期饥饿,糖供应不足时,脂肪酸被大量动员,生成乙酰CoA氧化供能,并产生大量酮体。肝是生成酮体的器官,但肝不能利用酮体。脑组织不能利用脂肪酸,但可以利用酮体供应能量。

脂肪实际上对生命极其重要。正是脂肪这样的物质在远古海洋中化分出界限,使细胞有了存在的基础,依赖于脂类物质构成的细胞膜,将细胞与它周围的环境分隔开。使生命得以从原始的浓汤中脱颖而出,获得了向更加复杂的形式演化的可能。因此毫不夸张地说,没有脂肪这样的物质存在,就没有生命可言。

由于脂肪不溶于水,这就允许细胞在储备脂肪的时候,不需同时储存大量的水,相同重量的脂肪比糖分解时释放的能量多得多。这就意味着,储存脂肪比储存糖划算。我们的脊椎动物祖先,显然看中了脂肪作为超高能燃料的巨大好处,为此进化出了独特的脂肪细胞以及由此而来的脂肪组织,也埋下了今日我们肥胖的祸根。

胆固醇是临床血脂检查的一个重要指标。正常情况下,机体在肝脏中合成和从食物中摄取的胆固醇。胆固醇广泛存在于动物体内,尤以脑及神经组织中最为丰富,在肾、脾、皮肤、肝和胆汁中含量也高。胆固醇是动物组织细胞所不可缺少的重要物质,它不仅参与形成细胞膜,而且是合成胆汁酸,维生素 D 以及甾体激素的原料。胆固醇经代谢还能转化为胆汁酸、类固醇激素、7-脱氢胆固醇,并且 7-脱氢胆固醇经紫外线照射就会转变为维生素 D_3,所以胆固醇并非是对人体有害的物质。

胆固醇可分为"好、坏"两种,包括低密度脂蛋白和高密度脂蛋白。

高密度脂蛋白属于一种保护性的"好"胆固醇。"好"是因为它可将体内沉积在血管内的胆固醇运送回肝脏内,变成胆汁随着粪便排出体外。当高密度脂蛋白数值比较高时,会增加动脉血管壁的光滑性,减少杂质在动脉血管壁上的附着,从而减少动脉粥样硬化的发生。

低密度脂蛋白是人们印象中的坏胆固醇,之所以认为"坏",主要因为它负责将肝脏内的胆固醇运送到体内的各个组织细胞内,但不负责将胆固醇回收。如若输送出去的胆固醇过多,会导致身体无法及时吸收利用,引起大量胆固醇滞留在血液内,增加杂质的附着、堆积,可能会导致动脉粥样硬化,从而增加患者出现高血压、中风、心肌梗死等疾病的发生风险。

但是,胆固醇太低,也对人体不利。上海交通大学附属瑞金医院的研究团队发现:胆固醇越低,癌症风险越高。

上海交通大学附属瑞金医院的研究团队在《美国癌症研究杂志》上发表了一项研究成果:①低密度脂蛋白低于100毫克/分升的受试者,部分癌症的发生风险升高;②肝癌风险比其他人群高出了2.59倍;③消化道癌症风险高出了1.03倍;④胰腺癌风险高出了1.97倍。

研究人员分析认为,这与免疫细胞在对抗癌细胞的过程中需要一定胆固醇参与有关。当体内胆固醇含量过低,就会导致免疫信号传导无法被激活,而导致其功能下降,让癌细胞有迹可循。

正常人群,如果低密度脂蛋白水平低于正常值太多,可能暗示身体罹患消耗性疾病、饮食习惯不良,或是肝脏健康出现问题,建议及时就医检查。

当然对于"好"胆固醇而言,并非越高越好。《欧洲心脏杂志》发表的研究中指出,高密度脂蛋白过高,会导致胃肠炎、细菌性肺炎等感染疾病的发生风险上升,并且还与全因死亡、心血管疾病、癌症死亡风险上升相关。

当我们使用他汀类药物降胆固醇时,癌细胞表面的 PD-L1 水平也会显著降低。降低的后果是当癌细胞上的 PD-L1 与免疫细胞表面的 PD-1 识别互动后,则会让免疫细胞对肿瘤细胞"视而不见",抑制免疫细胞杀死癌细胞。

因此癌症患者,胆固醇太低并不是好事,如果再用他汀类降胆固醇,更得不偿失。

但是,如果饱和脂肪酸摄入太多,身体会通过硬脂酰辅酶 A 去饱和酶(SCD)转化饱和脂肪酸为不饱和脂肪酸。SCD 是一种在癌症中具有活性的酶,对于维持癌细胞中的脂质平衡至关重要。这种特殊的酶成为癌细胞对抗风险因素的屏障,对保证癌细胞的存活和转移相当关键。

通过饮食调节,抑制或耗竭 SCD 从而达到抑制癌细胞的存活和转移,这种将 SCD 与饮食干预相结合的方法,可能是一种很有前途的癌症治疗策略。

(三)蛋白质

蛋白质是组成人体一切细胞、组织的重要成分。没有蛋白质就没有生命。机体所有重要的组成部分都需要有蛋白质的参与。一般说,蛋白质约占人体全部质量的 18%,最重要的是其还与生命现象有关。

饮食中的蛋白质在体内经过消化被水解成氨基酸吸收后,重新合成人体所需的蛋白质,同时新的蛋白质又在不断代谢与分解,时刻处于动态平衡中。

氨基酸是蛋白质的基本组成单位。人体内蛋白质的种类很多,性质、功能各异,但都是由 20 多种氨基酸按不同比例组合而成的,并在体内不断进行代谢与更新。蛋白质根据来源不同,分为植物蛋白和动物蛋白

植物蛋白是从植物里提取的,营养与动物蛋白相仿,但是更容易消化。从营养学上说,植物蛋白大致分为 2 类:一是完全蛋白质,如大豆蛋白质;二是不完全蛋白质,绝大多数的植物蛋白质属于此类,缺乏一些必要氨基酸,需和动物蛋白搭配食用。

动物蛋白质主要来源于禽、畜及鱼等的肉、蛋、奶。其蛋白质构成以酪蛋白为主,能被成人较好地吸收与利用。更重要的是,动物性蛋白质的必需氨基酸种类齐全,比例合理,比一般的植物性蛋白质更容易吸收和利用,营养价值也相对高些。但是,畜肉的脂肪和

胆固醇含量较高,食用过多易引起肥胖和高脂血症等疾病。因此动物蛋白在膳食中的比例不宜过多。

蛋白质从营养上又分为完全蛋白质和不完全蛋白质。富含必需氨基酸,品质优良的蛋白质统称完全蛋白质,如奶、蛋、鱼、肉类等属于完全蛋白质,植物中的大豆亦含有完全蛋白质。缺乏必需氨基酸或者含量很少的蛋白质称不完全蛋白质,如谷、麦类、玉米所含的蛋白质和动物皮骨中的明胶等。比如豆类中缺乏甲硫氨酸,大米和小麦中缺乏赖氨酸,而玉米中甚至缺乏两种——赖氨酸和色氨酸。

营养学上的不完全蛋白和完全蛋白之分,其实就是必需氨基酸的缺乏。蛋白在体内代谢产物是氨基酸,包括必需氨基酸和非必需氨基酸2类。必需氨基酸指的是人体自身不能合成或合成速度不能满足人体需要,必须从食物中摄取的氨基酸,包括赖氨酸、蛋氨酸、亮氨酸、异亮氨酸、苏氨酸、缬氨酸、色氨酸、苯丙氨酸。非必需氨基酸则是人体可以自身合成或由其他氨基酸转化而得到,不一定非从食物直接摄取。这类氨基酸包括甘氨酸、丙氨酸、丝氨酸、天冬氨酸、谷氨酸(及其胺)、脯氨酸、精氨酸、组氨酸、酪氨酸、胱氨酸。

蛋白质过量,尤其是动物性蛋白摄入过多,对人体同样有害。首先摄入过多的动物蛋白质,就必然摄入较多的动物脂肪和胆固醇。其次蛋白质过多本身也会产生有害影响。正常情况下,人体不储存蛋白质,所以必须将过多的蛋白质脱氨分解,氮则由尿排出体外,这加重了代谢负担,而且,这一过程需要大量水分,从而加重了肾脏的负荷,若肾功能本来不好,则危害就更大。过多的动物蛋白摄入,也造成含硫氨基酸摄入过多,这样可加速骨骼中钙质的丢失,易产生骨质疏松。

蛋白质缺乏同样问题严重。处于生长阶段的儿童对蛋白质缺乏更为敏感,表现为儿童的生长发育迟缓。其他表现是代谢率下降,对疾病抵抗力降低,易患病。长期存在可导致器官的损伤,包括体重下降、反应淡漠、情绪易怒、贫血以及干瘦病或水肿，并因为易感染而继发其他疾病。

蛋白质的缺乏，往往又与能量的缺乏共同存在，即蛋白质-热能营养不良。这种营养不良又分为 2 种：一种指热能摄入基本满足而蛋白质严重不足的营养性疾病；另一种即为"消瘦"，指蛋白质和热能摄入均严重不足的营养性疾病。

目前，除外严重偏食，蛋白质缺乏营养不良很少发生。更多的问题是营养过剩。身体摄入营养物质能量过多，可导致胃肠和肝脏负担加大；血液中养分过剩，血液和血管状态变差；体内活性氧增加，氧化应激增加器官损伤，可合并糖尿病、高血脂、脑出血、脑梗死、心绞痛、心肌梗死、癌症等多种慢性疾病；人也会变得容易疲劳、乏力、易怒、代谢紊乱等。

第七大营养素

膳食纤维被称为人类的"第七大营养素"，也称为"长寿营养素"，主要从植物碳水化合物中获得。按照《中国居民膳食指南》要求，成人每日膳食纤维摄入量为 25 ~ 30 克。目前，我国居民的膳食纤维摄入量仅为 10.9 克/天，不到建议摄入量的一半。

膳食纤维分为非水溶性和水溶性两大类。

（1）水溶性膳食纤维：可溶于水，常以植物胶、果胶、寡糖等形式出现，是肠道益生菌的食物。可软化粪便，减慢胃肠道转运时间，并在此过程中吸收水分，可以缓解腹泻，延缓肠道吸收糖分。另一方面，可溶性纤维遇水之后体积变大，也可作为肠道填充剂，有助于纠正便秘。所以具有双重调节作用。

（2）非水溶性膳食纤维：不溶于水，常以纤维素、木质素、甲壳素等形式出现，可刺激肠道产生便意，促进消化道蠕动。

以上 2 种纤维素在肠胃道内都能够增加食物停留时间、获得饱腹感,同时促进肠胃蠕动、帮助毒性排出体外,若想要让排便顺畅建议2种纤维都摄取会更佳。

水溶性纤维形成的胶状物会粘住肠道中的胆固醇成分,随大便排出体外,降低血脂水平,减少脂肪沉积。因此减肥的人应常吃富含水溶性膳食纤维的食物。

食物中的膳食纤维,用通俗话讲,就是植物性食物中质地比较粗、不易咀嚼消化的部分,例如果皮、粗粮、蔬菜中的"筋"等,生活中一部分会被丢掉,其实这些部分对健康非常有好处。因此,饮食中膳食纤维的摄入,会给我们带来的好处如下。

1.控制体重 膳食纤维具有很强的吸水性,膨胀后体积和重量可达干重的10～15倍,产生饱腹感,有效减少食物的摄入量,减少总能量摄入。

2.减少脂肪的吸收 膳食纤维在进入体内后,和肠道内肝脏分泌的胆汁酸相结合,降低胆汁酸对脂肪的乳化功能,同时水溶性膳食纤维会粘住肠道中的胆固醇成分,随大便排出体外,起到稳定血脂的作用,可以更好地控制体重和减少肥胖风险,有效预防包括癌症在内的各种慢性疾病的发生。

3.利于控制血糖 血糖生成指数(GI)是评估食物对餐后血糖影响的指标。它是基于100克的食物来计算的,GI<55为低GI食物;55～70为中GI食物;GI>70为高GI食物。我们平时吃的主食100克米饭的GI约为83,100克富强粉馒头的GI约为88。这类食物进入胃肠后消化快,吸收率高,葡萄糖释放快,导致血糖快速升高。因此,它们也被称为"快碳水化合物"。与之对应的是水果、蔬菜、豆类和全谷物等富含膳食纤维的食物,也称低血糖指数食物。这些食物食用后在胃肠中停留时间较长,吸收率低,葡萄糖释放缓慢,可以防止餐后血糖升高,它们也被称为"慢碳水化合物"。

4.维护肠道健康 水溶性膳食纤维进入肠道,经过肠道益生菌发酵后产生的短链脂肪酸,可以调节肠道内的 pH 值,促进肠道益生菌生长,同时抑制有害菌生长,有效维护肠道内有益菌群的优势地位,保证肠道内微生物群的动态平衡,让肠道更加健康。

5. 保护好皮肤　当身体里面的有毒物质堆积时就会在脸上表现出来。膳食纤维能够刺激胃肠道蠕动,帮助废弃物快速地从身体里面排出去,从而减少了肠壁对毒素的吸收,发挥保护皮肤的功效。

6. 保护人们的口腔　多吃一些富含膳食纤维的食物,能够增加咀嚼的概率和口腔肌肉的运动量,从而有效地去除牙缝中的污垢,保持口腔健康。

富含膳食纤维的食物包括以下 4 大类。

◆粗粮,如糙米、燕麦、红小豆等,含膳食纤维比较丰富,可达到 3% 以上。

◆蔬菜的膳食纤维含量在 1% ~5% 之间,其中菌类食物的膳食纤维含量最高。

◆水果的膳食纤维含量在 1% ~7% 不等,不同水果之间的差异较大,含量较高的有枣、苹果、椰肉、桑葚等。

◆坚果的膳食纤维含量在 4% ~11% 之间,但坚果的油脂含量普遍较高,不建议多吃。

正常情况下,成年人每日摄入膳食纤维不少于 25 克,对于便秘、"三高"人群而言,膳食纤维可以再多吃一点,能够有效改善便秘,协助稳定"三高"病情。一些消化功能较差的人群,不建议直接吃高纤维食物,可以将它们打成糊状再吃,减轻肠胃负担,避免加重消化不良。

总之,膳食纤维对健康非常重要,每个人都要摄入足量。当然,凡事都要有个度,过量摄入会给肠胃带来负担,引起腹胀、消化不良等胃肠道功能损伤,动物实验中发现过量的水溶性膳食纤维可以诱发小鼠肝癌,特别是合并高脂饮食时。

因此,膳食纤维摄入,最好保持在 30 克左右。

知识拓展

婴幼儿消化系统特点

1. 口腔　婴儿口腔黏膜细嫩,血供丰富,唾液腺发育不足,分泌唾液较少,出生后 3~4 个月唾液腺发育完全,唾液的分泌量增加,淀粉酶含量也增多。婴儿口腔较浅,容易出现生理性流涎。

2. 食管、胃　新生儿及婴儿的食管壁肌肉发育不全,缺乏腺体。胃呈水平位,胃的肌层亦发育不全,贲门较宽,括约肌不发达,其关闭作用不够强,故婴儿易发生呕吐和溢乳。而且不同月龄的婴儿,胃的容量不同,足月新生儿胃容积为 30~60 毫升,3 个月时为 100 毫升,1 岁时约为 250 毫升。小儿胃排空时间因食物种类的不同而有所差异,水需 1~1.5 小时,母乳喂养需 2~3 小时,牛乳喂养需 3~4 小时。

3. 肠　小儿的肠管较长,总长度约为其身长的 6 倍。小儿肠的肌层发育不足。肠黏膜发育较好,含有丰富的血管及淋巴。肠绒毛发育良好,但对微生物的通透性较成人高,容易引起肠源性全身疾病。肠的运动形式有 2 种:一种是钟摆式运动,它能促进肠内容物的消化和吸收;另外一种是蠕动式运动,它可以推动食物向下运转。食糜的刺激可增强肠蠕动。食物通过肠道的时间,个体差异很大,从 12~36 小时不等,人工喂养者可延长到 48 小时。

老年人消化系统特点

随着年龄的增长,老年人的消化系统结构上发生了改变,功能亦受到一定的影响。

1. 结构的改变　口腔黏膜过度角化;舌上味蕾数量减少、萎缩;牙齿脱落或磨损,牙周组织退行性变。食管、胃、肠的各种腺体、平滑肌均萎缩,黏膜、肌层均变薄,胃和结肠扩张。食管、小肠和结肠等处易发生憩室。内脏易出现下垂。

2. 运动功能的改变　由于牙齿部分或全部脱落,肌肉及骨骼的结构和功能也逐渐退化,导致咀嚼功能减退,食物不易嚼烂,吞咽功能欠佳。老年人食管、胃的蠕动及输送功能减弱,胃张力、排空速度亦减弱,直肠对内容物压力的感觉亦减退。上述变化容易导致老年人消化不良、便秘等。因此,老年人在食物选择上尽可能进软食、易消化饮食。

3.吸收功能的改变　胃、肠壁供血减少,肠黏膜萎缩,小肠上皮细胞数量减少导致胃酸及各种消化酶的分泌减少,小肠对木糖、钙、铁、维生素 B_1、维生素 B_{12}、维生素 A、胡萝卜素、叶酸以及脂肪的吸收减少。因此老年人适量的维生素和微量元素补充很有必要。

第二篇　肠道微生态

　　人一出生就被微生物包围。正常的胎儿体内是不含任何微生物的,而当胎儿从母体产出数小时后,就可以在体表和与外界相通的体腔中分离到微生物。

　　人体的微生物种群不是一成不变的,随着年龄、饮食结构、机体状况及环境条件的改变而经常变化。

　　当微生物侵入人体时,往往不是只有一种或两种微生物,而是许多种微生物同时入侵,哪几种微生物最终能定居到人体的某个部位,则完全要看微生物能否适应生存竞争。微生物间的相互关系是复杂的,它们既有生物拮抗的一面,也有相互共生的一面,当它们之间达到生态平衡后,正常的微生物群落也就建立起来了。

　　肠道是人体内最大的微生态系统聚集地。这个 35 亿年前就出现的古老生物群,不仅仅有细菌,还包括了病毒、真菌、酵母菌、原虫等,干重质量达到 1.2 千克。人体中的肠道微生物可以多达 10^{15} 个,比人体细胞总数的 10 倍还要多,而且每一个人的这个微生物群都有独特性。

　　肠道菌群也有其相对稳定的一面,30~40 个物种组成了 99% 的肠道细菌。人类微生物组计划研究显示,肠道中拟杆菌属、普氏菌属、双歧杆菌属、克雷伯菌属等 30 个核心菌属占的比例较高,是组成肠道菌群的"主力军",在肠道微生态的稳定和功能中担当着重要"角色"。

肠道微生物决定了我们对饮食的反应，决定了我们喜欢吃什么不喜欢吃什么，甚至决定了我们能不能活得健康快乐。它左右着我们的健康，影响了我们许多生理过程包括消化、新陈代谢、认知以及免疫系统的发育和功能，严重时可诱发癌症。因此，肠道内的微生物可以塑造全身免疫并影响全身水平的健康和包括癌症在内的疾病状态。

在长期共同进化中，肠道微生物群与人体共同构成超级生物体，一起成长，一起变老，度过或长或短的一生。肠道微生物群作为超级生物体不可分割的一部分，对人体有着重要的影响，也因此被喻为"隐形的器官"，这一"器官"健康与否就取决于菌群的种类和结构。

由于肠道是微生物最为密集的地方，因此这些肠道微生物也面临着巨大的"内卷"压力。为了脱颖而出，它们有的通过"瞒天过海"训练人体免疫系统躲过追杀；有的则通过"借刀杀人"影响人体代谢产物"炼制毒药"转嫁于其他细菌。但是，最有效的"卷"法还是要自己能打，通过苦练修习武功，在必要时"放倒"或者"杀死"别的肠道微生物。

消化道内的微生物群

口腔和唾液中存在着数以百万计的微生物，在下咽的过程中，其在胃肠道中存活率受到许多因素的影响，包括胃液酸度、胆汁酸、消化酶和十二指肠及其他部位的抗菌蛋白等。还有一些其他不确定因素会进一步影响下游微生物定植，包括消化道的 pH、氧浓度和氧化还原电位梯度、产生的黏液、胆汁和抗体，以及包括肠道结构、蠕动和转运时间在内的各个方面。

消化道起始部分的第一道防线是扁桃体。扁桃体是一个重要的免疫器官,其周围的菌群,也对免疫具有调节作用。扁桃体菌群与肠道菌群类似,不仅存在有益菌,也含有有害菌。其微生态失调可导致局部免疫激活并诱发全身免疫反应。

小肠含有大部分肠道受体、免疫细胞和神经细胞,小肠内容物每克湿重含有多达 1 亿个微生物,形成了特定群落。沿着小肠可以发现微生物数量的梯度变化,例如十二指肠与口腔中的微生物有相似的类群组成,但数量要低 1 000 倍。小肠中每克含有数千到数亿个细胞,其中耐氧的厚壁菌门和变形菌门是主要微生物。定植的链球菌和乳杆菌属与宿主竞争多糖的消化,产生乳酸和乙酸盐,然后转化为丙酸盐。靠近末端的回肠有一个大的黏液层,上面定植了一些厌氧菌,包括拟杆菌、瘤胃球菌和毛螺菌等。

大肠中微生物种类最高,每克高达 1 000 亿个细胞,因为大肠中的运输时间比小肠长十几倍,使得微生物群落最长可在肠道停留几天。大肠微生物群以厌氧菌为主,包含数千种和数百万个种属,主要分布有厚壁菌门(主要是瘤胃球菌科和毛螺菌科)、拟杆菌门、放线菌门、变形菌门和疣微菌门(阿克曼菌)。

大肠中微生物存在有明显的垂直梯度,但也存在水平梯度。重要的是,存在氧气、氧化还原和黏液梯度,这些梯度始于黏膜表面并延伸至肠腔,形成特定的微生物群落的结构。结肠菌群以黏液降解菌群开始,通常以黏液溶解和微需氧的嗜黏菌阿克曼菌(Akk 菌)为主,以严格的厌氧菌群结束,包括产生丁酸盐和产生丙酸的瘤胃球菌科、毛螺菌科和拟杆菌科,以及分别将氢和二氧化碳转化为乙酸或甲烷的同生乙酸菌和产甲烷菌。

大肠微生态

大肠里的微生物是人体代谢的重要参与者,为人类代谢过程提供底物、酶和能量;同时代谢产生的脂肪酸等促进人体上皮细胞生长与分化,并参与维生素的合成和各种离子的吸收。由于肠道是人体内最大的免疫器官,肠道微生物与宿主在肠黏膜表面的交流促进了免疫系统的建立和发展,成为人体重要的免疫屏障。另外,肠道微生物还通过形成"菌膜屏障"而为人体提供保护功能。

人体肠道内的微生物中,超过99%都是细菌,存活着数量大约有100亿个,有500～1 000个不同的种类。肠道微生物在系统发育地位上基本分属厚壁菌门、拟杆菌门、变形菌门、放线菌门、疣微菌门、梭杆菌门6大门,为主要优势菌群。这些数目庞大的细菌大致可以分为3个大类:有益菌、有害菌和中性菌。

(1)有益菌:也称之为益生菌,主要是各种双歧杆菌、乳酸杆菌等,是人体健康不可缺少的要素,可以合成各种维生素,参与食物的消化,促进肠道蠕动,抑制致病菌群的生长,分解有害、有毒物质等。

(2)有害菌:数量一旦失控大量生长,就会引发多种疾病,产生致癌物等有害物质,或者影响免疫系统的功能。多为过路菌。

(3)中性菌:即具有双重作用的细菌,如大肠杆菌、肠球菌等,在正常情况下对健康有益,一旦增殖失控,或从肠道转移到身体其他部位,就可能引发许多问题。

人体肠道微生物的主要组成类群非常相似,但在不同宿主个体间,不同微生物类群的相对含量和菌株种类存在着很大差异。人体肠道中至少存在着1 000～1 150种细菌,平均每个宿主体内约含有160种优势菌种,其中以拟杆菌门和厚壁菌门中的拟杆菌型、普氏菌型及瘤胃球菌型为主。

人体的健康与肠道内的益生菌群结构息息相关。肠道菌群在长期的进化过程中,通过个体的适应和自然选择,菌群中不同种类之间,菌群与宿主之间,菌群、宿主与环境之间,始终处于动态平衡状态中,形成一个互相依存、相互制约的系统。因此,人体在正常情况下,菌群结构相对稳定,对宿主表现为不致病。

肠道内可以培养到的微生物有 400 余种,依据其数量多少可以分为主要菌群/优势菌群、次要菌群和两性菌 3 大类。

1. 主要菌群/优势菌群　肠道菌群中数量大或种群密集度大的细菌,一般在 $10^7 \sim 10^8$ 菌落数/克以上。包括类杆菌属、优杆菌属、双歧杆菌属、瘤胃球菌属和梭菌属等专性厌氧菌,通常属于原生菌群。优势菌群是肠道主要菌群,影响着整个肠道菌群的功能,决定着人体的生理或病理反应。优势菌群一般生存在清除速率较低、营养丰富的微环境,如结肠,菌群密集度和多样性高。

2. 次要菌群　数量在 $10^7 \sim 10^8$ 菌落数/克以下,肠道菌群中数量小或种群密集度小的细菌,如大肠杆菌和链球菌等,主要为需氧菌,波动性大,有潜在致病性。大部分属于输入性菌群或过路菌群。次要菌群一般生活在清除速率高的微环境,如小肠近端,其菌群密集度和菌群多样性较低。

3. 两性菌　乳杆菌在数量上归为次要菌群,在回肠中含量较高,但是其具有较为重要的功能,因此在功能上归属于优势菌群。

肠道微环境的改变,可使菌群中的优势菌群发生替换,如便秘时大便优势菌群主要是革兰氏阴性厌氧菌,慢性腹泻时常见革兰氏阳性杆菌为优势菌群,而在严重急性腹泻时大便中的优势菌群为致病性细菌或某些兼性/需氧细菌。在肠道中,尽管专性厌氧菌是主要菌群,占据优势,但这些菌群又依赖于需氧菌或兼性厌氧菌等次要菌群的存在,因为后者在增殖过程中消耗氧气,保证前者的生长条件。一个生理性组合的肠道菌群是有益的,而病理性组合的肠道菌群是有害的。

益生菌

当人体肠道住满足够的益生菌时,人就会处于健康的状态。一旦体内菌群失去平衡,优势菌群不再是益生菌,那么腹泻、过敏、食欲减退、疲倦、免疫力低等一系列病症就会随之而来,人体的健康就会"亮红灯"。

益生菌大体上可分成三大类如下。①乳杆菌类:如嗜酸乳杆菌、干酪乳杆菌、詹氏乳杆菌、拉曼乳杆菌等。②双歧杆菌类:如长双歧杆菌、短双歧杆菌、卵形双歧杆菌、嗜热双歧杆菌等。③革兰氏阳性球菌:如粪链球菌、乳球菌、中介链球菌等。

此外还有一些酵母菌与酶亦可归入益生菌的范畴。

益生菌主要有4大功能如下。

1. 帮助营养物质的消化、吸收 许多益生菌在胃肠道内可产生消化酶,这些酶可帮助人体更好地消化所摄入的食品及吸收食品中的营养成分。优势益生菌还可竞争性抑制有害菌吸收营养物质,阻止有害菌进入血液循环系统。比如嗜酸乳杆菌可分泌消化乳糖的乳糖酶从而缓解乳糖不耐症。

2. 产生重要的营养物质 益生菌通过分解不易消化的膳食纤维能产生包括泛酸、烟酸、维生素 B_1、维生素 B_2、维生素 B_6 及维生素 K 等多种维生素,还有短链脂肪酸、抗氧化剂、氨基酸等对人体健康发挥重要作用。

3. 抵抗细菌、病毒的感染,提高免疫力 益生菌通过产生杀灭有害菌的化学物质及与有害菌竞争空间和资源而遏制它们的生长,抑制清除有害菌产生的毒素。

4. 预防和治疗某些疾病 如肠道综合征、呼吸道感染、生殖系统感染、过敏、口臭、胃溃疡等。

益生菌有这些令人惊奇的功效高度依赖于"菌株的特定性"。也就是说某个特定的益生菌株具有某种明确的功能,但并不意味着其他同种益生菌的不同菌株也必定有同样或相似的功能。比如瑞卡福抑菌喷剂更能帮助修复因致病菌感染造成的生殖系统疾病。但并不能说明任何其他的同类菌株产品也有同样的功效。

益生菌确实有调节肠道菌群的作用,但由于菌株特异性及个体差异性等影响,很多时候,益生菌产品只能起到一种营养辅助作用。

不同阶段人体肠道益生菌

1.婴幼儿　人体微生态的形成在婴儿出生时就开始了,那时婴儿携带来自母亲和周围环境的细菌。在出生后的最初几个月,双歧杆菌往往在肠道菌群中占主导地位,但也会出现许多波动现象。一些研究表明,微生态与婴儿的免疫、代谢和神经系统演化密切相关,它们可能会影响从出生到成年的一辈子的健康。

2.成年人　在成年人中,微生态已完全建立,通常以细菌的丰富多样性为特征。每个人的肠道菌群各有特色。多以乳杆菌、双歧杆菌和球菌为主,如鼠李糖乳杆菌、副干酪乳杆菌和双歧杆菌、嗜酸乳杆菌、嗜热链球菌等。成年人的微生态相对稳定,但对生活方式(例如饮食、压力)或抗生素的使用等都很敏感。成年人的肠道微生态与个人健康的许多方面密切相关,包括维持胃肠道和免疫系统的正常功能。

3.孕妇　怀孕期间,孕酮水平显著增加,这种激素会降低肠道细菌的多样性,并刺激双歧杆菌及其他类型的细菌开始滋生。来自母亲的细菌有助于在顺产和母乳喂养期间为婴儿营造微生态。

4.老年人　老年人肠道菌群的特点是细菌多样性降低,优势菌种发生变化,有益菌(例如乳酸杆菌、双歧杆菌)减少。这些变化是一个渐变的过程,与肠道生理变化和饮食模式的改变有关。

肠道微生态菌群的平衡性和多样性对消化道健康很重要,而肠道功能的健康状况对我们的身心健康有很大的影响。我们可以通过维持肠道微生态的多样性和平衡性,来保持健康的消化能力。

肠道益生菌的多样性

1.地域和文化不同　与欧洲儿童相比,非洲儿童肠道微生物种群中厚壁菌门量偏低而拟杆菌量偏高。日本人群肠道中含有能够分泌藻类代谢酶的微生物菌株,且该菌株属于日本人群肠道特有微生物。

2. 性别不同　《科学》杂志中一项研究报道,饲养于相同环境中的雌性小鼠和雄性小鼠正常肠道微生物之间存在差异。研究证实,将雄性肠道细菌转移到高遗传风险的雌性小鼠体内时,雌鼠的睾酮水平升高,可以预防自身免疫性疾病。

3. 年龄不同　婴儿的肠道微生物组成与成年人也有很大不同。婴幼儿肠道菌群在 3 岁才能完全建立,而过多摄入防腐剂会影响肠道菌群的多样性及数量。老年人肠道微生物中拟杆菌属所占比例比年轻人要高。孕妇肠道微生物在怀孕期间也在动态变化。怀孕前 3 个月和后 3 个月的时间里,微生物组成发生了显著改变。整个怀孕期间,孕妇肠道中的有益细菌数量明显降低,相反,致病细菌的数量急剧上升,这可能是因为免疫系统或者激素异常在发挥作用。

不同益生菌,功能各异。

(1)乳酸杆菌:可改善代谢功能,同时改善肠道屏障并减少肝脂肪变性。

(2)拟杆菌属:产生的免疫调节多糖和鞘脂,由肠球菌属微生物产生的鼠肽都是传导信号的物质。比如嗜酸乳杆菌、鼠李糖乳杆菌和一些双歧杆菌属中的菌毛位点 Tad 蛋白具有不同寻常的信号传导能力,可促进结肠持久性和上皮增殖。

(3)大肠杆菌:产生的酪蛋白分解蛋白酶 B,乳酸杆菌和双歧杆菌也可以产生。该蛋白酶通过血浆产生胰高血糖素和内分泌调节肽来增加饱腹感。

(4)嗜黏液链球菌:自身的几种蛋白质具有潜在的信号传导能力。其中一种信号传导蛋白可以通过肿瘤坏死因子,诱导肿瘤细胞的凋亡。而且经过巴氏杀菌的嗜黏液链球菌细胞甚至比活细胞更有效。

(5)阿克曼菌:在健康个体中占肠道微生物群总数的0.5% ~ 3%,主要定植在胃肠道的外黏液层,以胃肠道黏膜的黏蛋白作为自身食物。该细菌数量恒定时,细菌对黏蛋白的消耗与肠上皮杯状细胞再生黏蛋白能够达到动态平衡,从而维持肠道黏液层稳定和肠道黏液屏障的完整性,防止肠瘘和肠道细菌的逆行感染。但是,过量的阿克曼菌将过度消耗黏液蛋白和黏膜层,使肠道黏膜层变薄,破坏肠道屏障完整性,诱发肠道炎症及各种疾病。

益生菌调控下的肠道

长期的进化促进了肠道微生物群与其宿主的互利共生关系。在肠道紊乱状态下,共生菌群是调节肠道稳态的关键因素,但是由于肠道上皮屏障的存在,细菌很少直接进入血液及器官。

大多数肠道共生细菌在生长过程中会释放大量的外膜囊泡(OMV),这些纳米级别的OMV具备亲代细菌的多种有效成分,包括小分子脂肪酸、胆汁酸、内源性大麻素、各种代谢蛋白酶、活性脂质以及果糖赖氨酸和咪唑丙酸等。这些代谢产物和小分子可以作用于多种人体细胞受体,调控人体信号通路,同时也影响肠腔环境、肠道屏障和肠道激素分泌等生理功能。

肠道微生物大部分是优势菌群,也就是常说的益生菌。还有部分中性菌和有害菌,在维持肠道微生态圈平衡中也发挥重要作用。

健康的肠道菌群组成主要由厌氧型的硬壁菌属和拟杆菌属占优势,肠内黏膜呈现粉红色,表示肠内环境相当良好。益生菌所表现出的主要生理功能如下。

1. 吸收水分,粪便较软,较易排泄 在胃部分解消化的食物,经由小肠吸收营养后,成为黏稠状物体送至大肠。然后再经过18个小时将水分及矿物质吸收,就变成容易排泄的粪便。肠道内环境良好时,粪便的软硬适中,排便会较为顺利。

2.缓慢的蠕动,能顺利将粪便排出　通过肠道规律的蠕动,将粪便缓慢的推送至肛门。如果菌群失调导致蠕动过快或太慢,都将影响粪便的构成,导致便秘或者腹泻。而如果益生菌占优势,则蠕动的速度就相当的有规律,粪便可顺利排出。

3.有助维生素的合成　人体肠道的正常微生物,如双歧杆菌、乳酸杆菌等能合成多种人体生长发育必需的维生素,如 B 族维生素(维生素 B_1、B_2、B_6、B_{12})、维生素 K、烟酸、泛酸等。

4.合成糖类、蛋白质　肠道益生菌还能利用蛋白质残渣合成必需氨基酸,如天门冬氨酸、苯丙氨酸、缬氨酸和苏氨酸等,并参与糖类和蛋白质的代谢,同时还能促进铁、镁、锌等矿物元素的吸收。

5.迅速排出有害物质　健康的肠道并非完全没有害细菌的存在,有害物质也会产生,当然还包括吃进体内的食品化学添加物或是无法成为营养成分的其他物质。只要肠内环境良好,这些物质在开始危害身体前就被排出体外。

6.避免病原菌的侵害　益生菌可以刺激并提高身体的免疫机能,创造出易引起食物中毒的病原菌不耐受的酸性环境,所以像是含有益生菌的乳酸饮料或健康食品等,都可抑制病原菌在肠内繁殖。

肠道益生菌除了以上功能之外,微生物合成的 B 族维生素和非必需氨基酸对人类的毛发具有重要的作用,当缺少这些营养元素时,会导致头发脱落或毛发发黄、发叉,容易折断等现象。

有害菌调控下的肠道

肠道微生物大部分是优势菌群,也就是常说的益生菌。还有部分中性菌和有害菌,在维持微生态圈平衡中也发挥重要作用。

如果有害菌菌群"胜利"了,益生菌被压制,肠杆菌科家族厌氧性病原菌如大肠杆菌等菌属占优势,肠内黏膜粗糙,血液不流通而呈暗红色。可出现如下情况。

1.排泄不顺畅,肠内囤积粪便 为帮助排便,粪便的软硬程度要适中,但不健康的肠道则因膳食纤维的不足,导致粪便囤积大肠,无法顺利排泄;又或者是因有害菌的繁殖引起细菌感染,而产生腹泻。

2.蠕动过快或太慢 肠道不健康,可能会影响肠道的蠕动速度过快或太慢,妨碍粪便顺利排出。粪便更会因此变得太硬或太稀,最终导致便秘或腹泻,肠道中过路菌群更因此加速繁殖,如此恶性循环下去。

3.产生有害物质 不健康的肠道是有害细菌繁殖的绝佳场所,大量的有害菌会导致阿摩尼亚、硫化水素及粪臭素等有害物质的产生。这些物质不但是恶臭屁的来源,更会加速肠壁的老化,产生导致癌症的物质,成为大肠癌的发病根源。

4.再次吸收对身体有害的物质 有害物质不会乖乖地待在肠内,它会随着肠道的吸收功能而随着血液循环到达全身,引起疲倦、皮肤干燥、头痛、呕吐等身体不适,会发生恶臭的物质更会经由血液,透过嘴巴或身体而散发出来。

5.病原体容易侵入 不健康的肠道内乳酸菌等有益菌的量会变少,肠道内呈碱性。另外,因有害菌所产生的有害物质使肠壁所具有的免疫功能下降,导致肠内杀菌作用变弱,细菌或病原菌更容易侵入肠外其他器官。

益生菌的特异性

益生菌是通过属、种、亚种和株来鉴别的。益生菌具有多种功能,包括:维持肠上皮屏障的完整性、维持健康的免疫应答、促进肠内分泌细胞的激素分泌、支持有益代谢产物的生成等。益生菌的临床效果与特定菌株直接相关。

1. 鼠李糖乳杆菌 鼠李糖乳杆菌与所有年龄段和健康领域的关系密切相关,包括胃肠道、免疫系统和口腔健康。它是肠道益生菌的"王者"。

2. 副干酪乳杆菌 副干酪乳杆菌与改善免疫力密切相关。可以抑制病原菌,增强免疫屏障,促进免疫相互作用,在单独或联合其他益生菌菌株使用时,对改善儿童、成人的胃肠道健康和免疫力具有积极作用。

3. 双歧杆菌菌株 双歧杆菌菌株是一株全球广泛记载的益生双歧杆菌菌株,它可以改善口腔健康,降低唾液变异链球菌水平;改善排便频率,缓解成年和年老体弱人群的便秘;改善免疫功能,增强免疫反应;降低 2 型糖尿病患者总胆固醇和低密度脂蛋白水平等。

4. 嗜酸乳杆菌 嗜酸乳杆菌对改善胃肠道健康有诸多益处,特别是预防腹泻方面作用明显,与双歧杆菌结合效果更好。可以缩短抗生素相关性腹泻的持续时间,降低因辐射而诱发腹泻的发病率和严重程度,有助于抗生素使用后肠道菌群的再定植。

同一菌种,不同的益生菌菌株功能也不全相同。市场上流通的琳琅满目的益生菌品种多是根据同种菌属不同菌株的特异性来开发的产品:①"LGG 鼠李糖乳杆菌菌株"主要与胃肠道屏障和免疫功能调节有关。②"GR-1TM 鼠李糖乳杆菌菌株"主要与女性泌尿生殖道菌群健康有关。③"乳酸菌 LS1 菌株"是口腔内有益菌的一种,具有抑制牙龈有害菌的作用。④"乳酸菌 CP1563 菌株"在调理肠胃的同时抑制皮下脂肪和内脏脂肪的生成。⑤"Plasma 乳酸菌"是乳酸菌类别中使用次数最多的一株,可通过刺激 pDC(浆细胞样树突状细胞)维护健康个体的免疫系统,并可以预防上呼吸道感染。⑥"格氏乳杆菌 CP2305"等乳酸菌株可通过"脑-肠轴"影响大脑,减轻焦虑、抑郁和压力,并改善睡眠质量,帮助深度睡眠,同时改善肠道健康。

益生元与益生菌区别

益生元是一种低聚糖,比较广泛的益生元有异麦芽低聚糖、低聚果糖、低聚木糖等。益生元在小肠不易被消化,直接进入大肠,选择性的服务一种或几种细菌的生长与活性,提高益生菌的数量。

益生元和益生菌属于有联系的两个概念,区别相当大。两者都会影响肠道菌群的生态平衡,但影响的方式完全不同。

益生元是一种低聚糖,为益生菌提供"食物",是益生菌的"养料";益生菌是一类有益的活菌,为外部添加的细菌。

补充益生元可以通过为有益细菌提供喜欢的食物来提高肠道内益生菌的质和量;补充益生菌直接为肠道空投一些"好细菌",通过量的增加来抑制"坏细菌"。

益生元不会产生免疫反应,益生菌某些体质人群可能产生免疫排斥反应。

益生元以非活性物质不经过小肠消化,直达大肠,因此益生元不存在存活率的问题。通过益生元来促进肠道内原生态益生菌生长,解决了"活菌外养"的瓶颈问题。益生菌需要经受胃、小肠部强酸强碱环境的考验,只有活着到达大肠才能发挥作用。

对吃进去的益生元和益生菌,尽管功效有限,但总体还能够改善肠道优势菌群的结构,所以适当补充还是可取的,是一种辅助调理手段罢了。

但是,有些肠道屏障严重受损的病人,细菌容易突破肠道屏障进入血液,引发感染,这时候就再补充益生菌就不合适了,益生元反倒是最好的。

益生菌受损的常见因素

1. 年龄因素　随着年龄增长,益生菌在肠道菌群里所占比例逐渐下降,到临终前几乎完全消失,接近于零。不良的饮食习惯,年轻人可以是 60 岁肠龄。

2. 饮食结构不合理　低膳食纤维、高脂肪、高糖饮食;暴饮暴食;食品中的各种添加剂;食物原料在种植/养殖阶段使用的农药、兽药,如抗生素、杀虫剂等。

3. 滥用药物　滥用广谱抗生素、激素、免疫抑制剂,更会使肠道内的益生菌遭受"灭顶之灾"。比如连服数天四环素就可使肠道双歧杆菌"全军覆没",造成某些致病性细菌的耐药性,让这些致病菌无药可治。有很多人感冒发热后,会发生腹泻。其原因:一方面是滥用抗生素引起了肠道菌群失调,另一方面与免疫力差、肠道有害菌增加有关。正常情况下益生菌紧贴肠壁,位置深。而有害菌多靠近肠腔,存在黏膜表层,通过腹泻将这一部分有害菌排出体外,恢复肠道内益生菌地位,因此这种情况下的腹泻是一种保护动作,不应该干预。

4. 环境污染　水、空气的污染对体内的有益菌也极具破坏性。当更多的杂菌进入到我们的肠道,迫使益生菌所占比例下降,逐渐从优势菌群变为弱势菌群,失去对肠道的保护作用。

益生菌的活力基础是膳食纤维

过量的营养物质是肠道菌群失衡的基础,复杂的碳水化合物才是大肠中益生菌的能量来源。

食物在小肠消化吸收后,少量营养物质不被消化。正常情况下,简单的碳水化合物、脂肪、蛋白质都在小肠吸收,多余的则会进入结肠。比如每天脂肪摄入达到 5 克,一些脂肪就会到达结肠;碳水化合物和大多数蛋白质也可能会到达结肠。因此,过量的营养物质是导致肠道菌群失衡的基础。

相反,复杂的碳水化合物如膳食纤维,身体缺乏必要的酶来消化它们，从而使它们无法在小肠中消化，反而成为结肠中益生菌的能量来源。肠道微生物将不易消化的碳水化合物代谢成不同的短链脂肪酸，参与全身物质代谢和应激反应。

复杂的膳食纤维，特别是水溶性可发酵纤维的成分与短链脂肪酸的产量密切相关，包括乙酸、丙酸、丁酸等。例如，菊粉可以被肠道细菌分解成丙酸盐，当然大肠细菌也可通过替代途径从植酸盐等植物化合物中生产丙酸盐，从赖氨酸等氨基酸生产丁酸盐。

另外，肠道细菌生成的短链脂肪酸，是维持肠道微生态系统的物质基础。短链脂肪酸本身就是肠道黏液的组成部分，保护肠道上皮细胞，维护肠道上皮的完整性和屏障作用。

丁酸盐是结肠细胞生长更新和维持肠道屏障的能量来源。丁酸盐通过激活线粒体中氧化还原反应，控制结肠中的厌氧状态。限制氧气从结肠细胞向肠道内的扩散，从而维持结肠肠腔内的厌氧环境，从而影响整个肠道微生物环境。

同时丁酸盐还可以降低肠腔一氧化氮的水平，从而抑制肠腔内硝酸盐的水平。而亚硝酸盐是致病性兼性厌氧菌的能量来源。亚硝酸盐的减少，有利于肠道益生菌的优势地位保持和激活。

脂多糖(LPS)是在革兰氏阴性菌细胞膜上发现的内毒素，是炎症反应的有效激活剂，即使向循环中释放少量 LPS 也足以引发炎症反应。不同类型肠道细菌都能够产生 LPS，但其引发炎症反应的程度受肠道菌群组成和功能差异的影响，代谢性内毒素血症反应因人而异。

影响肠道菌群平衡的因素

正常情况下，肠道菌群处于健康的平衡状态，大肠内的益生菌数量是有害菌的 1 千倍到 1 万倍。因为致病菌或者机会致病菌以很少的数目存在，它们产生的有毒代谢产物不足以对人体的健康产生危害。

但是,当有害因素急剧变化,肠道内有益菌数量大量减少,有害菌数量疯狂增长,肠道菌群平衡被打破,人体就会出现腹泻、便秘、消化不良等症状。长期肠道菌群平衡被打破,就会出现糖尿病、冠心病甚至癌症等慢性疾病,对人体健康造成严重危害。

影响肠道菌群的主要因素有以下4个方面。

1. 人体自身的因素 比如环境压力、生活方式改变、肠道的酸碱性、胆汁及消化酶的分泌、肠道的蠕动、肠道黏液的分泌、肠道表皮的脱离等。

2. 人体日常摄入 比如可消化的食物与不可消化的纤维、药物等。

3. 细菌自身因素 包括细菌的黏附能力、繁殖能力、营养需求量、抗消化酶能力等。

4. 细菌之间的相互作用 包括细菌之间的营养竞争、相互抑制、协同作用等。

药物影响肠道菌群

四分之一常用药会影响肠道菌群。

德国的科研团队在《自然》杂志上发表的一项研究发现,我们常用的1 000多种药物中,竟有1/4可能对肠道菌群产生影响,而其中大部分都不是抗生素!

质子泵抑制剂(PPI)的研究最为深入,其长期使用与胃癌风险增加有关。许多研究表明,在奥美拉唑、兰索拉唑等PPI使用者中,有害菌如链球菌科和微球菌科的数量明显增加。即使在幽门螺杆菌根除后,长期使用PPI仍能够增加胃癌发病风险。

在100多种抗细菌药物里,有78%的药物会影响至少1种肠道菌群的生长。

在剩下的非抗生素类药物中,有 27% 的药物会影响至少 1 种肠道菌群的生长。换句话说,也就是有 1/4 的非抗生素药物可能会扰乱肠道菌群。其中,有 40 种药物甚至能影响到 10 种以上的肠道菌株!有 14 种药物从未在之前的研究里被报道具有直接抗细菌生长的活性。

抗生素滥用已成为引起肠道菌群失调的重要原因。研究发现,在使用广谱抗生素 3 天后,肠道细菌数量减少了 10 倍,细菌种类的多样性也大范围减少。第二代头孢菌素使用 7 天内,会导致大部分益生菌菌群丢失。抗生素对肠道菌群影响及影响的程度,主要取决于抗菌谱、给药途径、肠道内药物浓度等因素。

喹诺酮类对厌氧菌作用弱,无论静脉或口服给药,对肠道菌群影响均很小。

氨基糖苷类口服给药时可引起肠道菌群改变,但肠道外给药时,由于主要通过尿液排出体外,肠道内浓度低,对肠道菌群影响小。

β-内酰胺类抗生素经胆道排泄,肠内药物浓度高,对肠道菌群影响明显。

克林霉素对厌氧菌作用强,主要通过胆汁排泄,所以对肠道菌群影响显著。

研究发现,抗生素对肠道菌群的影响,大多在用药 1 个月后肠道菌群即恢复正常。但头孢菌素和克林霉素对肠道菌群影响可持续 1~2 年。

抗生素的过度使用会导致肠道菌群失衡诱发癌变。长期反复使用同一种抗生素会增加各类肿瘤的患病率。健康小鼠在经抗生素处理后,肠道中念珠菌过度繁殖导致肠道菌群失调,引起前列腺素 E_2 和 M_2 型巨噬细胞在肺部大量聚集,最后诱发肺癌。

当我们证实了其中一些药物的确会影响肠道菌群,或许我们就有望以此为起点,怀着对生命的敬畏,对药物的敬畏,少用药甚至不用药。当我们期望能够开发出全新的肠道菌群调节药物或是全新的抗生素时,我们对身体健康的防护又进入新的误区。

不能全部杀死有害菌

益生菌对身体有益,为什么不能够杀死有害菌,仅仅保留有益菌?

研究已经发现,只有一个完整的生态圈益生菌才具备"营养摄取和免疫发展"功能,帮助宿主消化特定食物,才能够为我们提供维生素和矿物质,并且建立我们的免疫系统,以此作为居住在我们体内的回报。就像自然界狼吃鹿,鹿吃草一个完整的生态链。把狼杀死了,鹿繁殖多了,草不够吃,最后鹿也消失了一样,消灭有害菌的结果是最后益生菌也完蛋。

研究证实,肠道菌群多样性低的人更容易肥胖。虽然肠道菌群并不是肥胖的唯一因素,但是微生物群可能具有传染性,因为肠道微生物菌群种类少,那些造成过度进食的细菌很容易同化益生菌,诱导益生菌摄取有害菌所需食物,最后消灭益生菌。

不过幸运的是,通过相对简单的饮食习惯改变,每个人的微生物群也都很容易得到控制。仅仅需要几分钟,饮食结构改变就可以推动肠道里的微生物群向健康菌群演变,不超过24小时,饮食发生改变后肠道菌群自我重建就会达到新的平衡。

因此,除了能让生活更加健康外,针对微生物群采取行动还有可能防治包括肥胖、糖尿病乃至胃肠道癌症在内的多种疾病。

肠道菌群影响进食模式

国外研究发现,微生物群可以通过迷走神经影响其宿主的进食模式。

迷走神经是一条从脑延伸到肠道的神经,微生物群喜欢和它"戏耍"。肠道菌群操控宿主的饮食模式是为了生存和繁殖,也是为了消灭微生物的竞争对手。肠道是这些细菌的战场,操纵宿主的大脑以使其摄取特定的食物是它们的主要武器。有时候它们甚至会因为诱导宿主吃下有害的食物而危及宿主。比如生活在日本的人有一种特殊的细菌帮助他们消化海藻。非洲一些食用高粱秆的儿童拥有能帮助他们消化纤维素的细菌。

不过幸运的是,如果你担心你肠道里的微生物群构成影响你的进食模式,通过饮食改变它或许仅仅需要几分钟——这是你肠道里的微生物群演化所需的时间,最长也不过 24 小时——这是饮食发生改变后肠道菌群自我重建所需的时间。通过相对简单的饮食习惯改变,每个人的微生物群也都很容易得到控制。

因此,改变你肠道里的细菌或许有助于改变你的饮食习惯,反之亦然。

以蛋白质和脂肪为主要膳食成分的人群,拟杆菌属占主导地位。

以碳水化合物、膳食纤维类、植物性饮食为主要膳食成分的人群中,普氏菌属则占核心地位。

富含高饱和脂肪酸的膳食能改变肠道微生物组成,并促进原本较低丰度的亚硫酸盐还原菌及沃氏嗜胆菌的增殖。

有研究指出,体魄强健的人肠道内有益菌的比例达到 70% ,普通人则是 25% ,便秘人群减少到 15% ,而癌症病人肠道内的益生菌的比例只有不到 10% 。

重视肠道微江湖的生态平衡

如何更科学地为肠道菌群提供生活和工作环境,是我们必须面对的新课题。平时我们关注的主要是肠道内环境损伤后临床症状的治疗,忽略了幕后隐藏的肠道微生物。

肠道微生物,特别是益生菌非常脆弱。

一些腐败的、有刺激性的、过敏性的食物,就可能打乱肠道菌群的生态平衡。

如果长期、过多地接触精加工食品,或大量饱和脂肪酸、糖和添加剂,缺乏膳食纤维,益生菌得不到充足的食物,有害菌反而享受精加工的高糖、高脂肪,大量有害菌滋生,非常容易使益生菌受到攻击,打破肠道菌群平衡。

更可怕的是大量滥用抗生素!抗生素不但杀死有害菌,同样杀死有益菌,同时留下耐药菌,彻底打乱肠道微生物生存,导致益生菌数量减少甚至消亡。

另外,进食生冷、过度劳累、水土不服(旅行者腹泻)……都会引起菌群失调,引起临床症状。

如果短期小范围菌群损伤,肠道有自愈力,饮食调理可以迅速恢复,一天后新的微生物生态群就能够形成。如果肠道菌群损伤严重,就需要借助外力提升益生菌的丰度和活力!

补充"益生菌、益生元"有一定作用。无论是摄入益生菌帮我们扩充"菌"力,还是补充益生元为益生菌提供助力,都不是万能之策,还请大家根据自身具体情况理性选择。

"粪菌移植"也被频频报道,万里挑一的健康"菌"通过胃肠镜、空腔管等方式支援兄弟"菌"团,改善其宿主肠道微生态系统的初步临床效果让我们非常欣喜,不过这种应援方式仍在探索阶段,我们也期待早日能有新进展。

其实最好的改变方式还是养成良好的作息、饮食和锻炼习惯。在睡规律、吃健康、练开心面前,益生菌、益生元带来的作用只能算杯水车薪。高质量的睡眠、含有丰富膳食纤维的食品、中等强度的耐力运动,都能对我们肠道益生菌产生最有益的影响。

肠道菌群的另类——肠道真菌

人体的肠道里不仅有细菌、病毒等微生物,也是大量真菌的寄生之处,寄生数量占肠道微生物数的 0.1%。虽然真菌所占比例微小但非常关键,在维持人体健康和肠道稳态中起到至关重要的作用。它参与调节宿主免疫调节、病理生理过程以及与肠道的细菌微生物协作共赢。

肠道真菌群的失调与自身免疫、代谢、神经系统疾病乃至癌症等许多疾病密切相关,如肥胖、糖尿病、炎性肠病(IBD)、结直肠癌和阿尔茨海默病等。因此肠道里的真菌群还可以用于疾病诊断、预后和治疗干预。

在健康人的肠道中检测到多种真菌。肠道真菌群落似乎不如细菌群落稳定,并且最容易受到环境因素的影响。能够在肠道内生长和定植的真菌仅限于少数种类,优势菌主要是半乳酵母菌、地霉、无柄酵母;中间菌主要是马拉色菌和丝状真菌、枝孢菌。其他常见的真菌来自饮食或环境,多为过路菌,不能在肠道定植。比如青霉和脱巴酵母菌属,它们在发酵食品中很常见,但不能在人体温度下生长;无处不在的曲霉可能会影响肠道微生态。

在正常情况下,肠道真菌和细菌共同稳定肠道微生态,从而维持肠道黏膜的屏障功能。如酵母菌可发挥益生菌作用,抑制菌群紊乱,增强机体免疫功能,预防便秘,改善消化功能等。但是,当肠道菌群紊乱时,肠道真菌也可能成为致病菌,作为感染原,导致免疫反应出现失调。同时,引起全身侵袭性真菌感染,包括尿路、皮肤软组织、肺以及腹腔感染等。

研究发现,早期肠道真菌的种类与早期的肠道免疫密切相连,肠道真菌的改变与后期过敏性疾病的发生也有关系。比如婴儿粪便中念珠菌和红酵母菌增加,可使儿童期过敏性疾病发生的风险增加。

消化道真菌感染

消化道真菌感染包括真菌性食管炎、真菌性胃炎和真菌性肠炎。

消化道真菌性炎症，主要由白念珠菌寄生于消化道黏膜而致病。当患有慢性疾病需长期使用抗生素、肾上腺皮质激素、化学抗癌药物、免疫抑制剂和放疗等治疗手段时，皆可使机体和组织的抗病能力减弱，肠道菌群失调，真菌大量繁殖。

真菌性肠炎，特别是直肠放线菌可形成亚急性或慢性肛周脓肿、坐骨直肠窝脓肿或直肠旁脓肿，形成肛瘘经久不愈。

深部真菌病与浅部真菌病不同，患者往往有明显的诱因和伴随的基础疾病，因此，对真菌性肠炎的治疗必须兼顾去除发病诱因和伴随疾病的治疗，否则仅用抗真菌药则疗效欠佳。

除抗真菌抗生素治疗外，中西医结合疗法有其独到的优势。运用中医的整体观点，辨证施治，扶正祛邪，在提高机体免疫力和改善全身状况的同时，加以有效的抗真菌药治疗。大蒜、黄连、土槿皮、毛姜等中药均有一定的抗真菌作用。由大蒜的有效成分——大蒜素制成的注射液，可供静脉滴注，亦可口服。近来有人用中药浓煎成汁灌肠，亦取得不错的疗效。

除药物治疗外，给予易消化、高热量、高维生素、低脂肪饮食。限制进食牛奶以防腹胀。避免刺激性、多渣食物，防止诱发肠穿孔。易产气发酵的食物，如土豆、红薯、白萝卜、南瓜、牛奶、黄豆等应限食。

苹果含有鞣酸及果酸成分，有收敛止泻作用，慢性肠炎患者可经常食用。

细菌和真菌还能"跨界组合"

《美国国家科学院院刊》(PNAS)上的一项新研究发现，细菌和真菌这 2 类微生物之间还能"跨界合作",形成的超级联合体,并在口腔内形成具有更强大破坏力量的多细胞生物膜。

细菌和真菌一旦跨界组合便会表现出特殊的紧急功能。包括增强细菌、真菌在黏膜表面的定植能力和生长速度。对抗菌剂的耐受性更强,更容易耐药。免疫吞噬细胞更加不容易吞噬破坏。

不仅如此,跨界组合使细菌、真菌的传播速度更快,从而导致更严重的口腔疾病。免疫力差或菌群失衡时,随牙周炎或肠道逆行进入血液循环,出现难治性感染。

蛀牙在儿童中极为常见,儿童口腔中白念珠菌和细菌变形链球菌是导致蛀牙的主要病原菌。

研究人员在显微镜下观察蛀牙患儿的唾液样本时,发现真菌及其菌丝、细菌簇与一种与蛀牙相关的细胞外多糖交织在一起,缠绕在细胞外聚合物中,形成了一种超级联合体,并表现出类似"行走""跳跃"一样移动方式。这种超级组合移动的速度非常快。在类似牙齿的表面上,它们的移动速度能超过 40 微米/小时。

肠-肺轴

肺和肠道是相通的,他们可以相互影响。生活中,当一个人排大便时,攥紧双拳无论怎样也用不上劲。但是,屏气用力,很快能够排出大便。这是肺和大肠相通的直观佐证。

肺与大肠,一个属于呼吸系统,一个属于消化系统,从解剖上互不关联。它们之间的联系,更多的是功能上互补——肺吸入清气,大肠排浊气;肺提供氧合,大肠排出糟粕。同时《自然》《科学》研究都证实,肺与大肠之间,不但功能互补,它们的细菌和免疫功能也是相通的。肠道内的微生物肺内都有,只是含量很低。肺部菌群不是唯一在肺中起作用的菌群,肠道菌群也可能对肺部健康有影响。肠道菌群和肺部菌群通过淋巴中的液体互相交换,肠道内的炎症介质也可以通过循环直接"外溢"到肺部。

(一)肺内存在微生物

肺部拥有巨大的表面积和每天被吸入的大量空气,肺部感染其实很少发生。肺部是如何抵抗病原体的呢? 肠-肺轴!

科学界曾经认为,肺部不存在微生物。即使在肺部检测到了细菌 DNA,人们也通常将其解释为技术污染。

然而,细菌培养条件和二代测序技术的发展,以及来自世界各地实验室的独立验证,健康人的肺中存在微生物群,但含量很低。每克组织中仅含有 $10^3 \sim 10^5$ 个细菌,而大肠的细菌密度为 $10^{11} \sim 10^{12}$ 个/克。

健康人的肺中含有微生物群,目前已鉴定出肺部的主要 6 种菌属为:普雷沃菌属、链球菌属、韦氏杆菌属、梭杆菌属、卟啉单胞菌属和奈瑟菌属,这些菌属肠道内都有。

健康肺中的微生物量之所以很低,是因为健康状态下的肺部,存在着一种微生物"迁入迁出"的稳态平衡。睡眠时,上呼吸道微生物群通过"微呼吸"迁入肺部,肺泡巨噬细胞和黏液纤毛再对微生物进行清除。

当人们患上呼吸系统疾病,肺部的纤毛出现功能失调、黏液分泌增加、细菌迁移增强(如胃食管反流),都会导致微生物密度增加,打破气道菌群的平衡。不同的呼吸道疾病也存在各异的优势菌属。

(1)囊性纤维化(CF):铜绿假单胞菌和伯克霍尔德菌。

(2)低过敏型哮喘:莫拉菌属、嗜血杆菌和奈瑟菌。

(3)嗜酸细胞性哮喘:链球菌、放线菌科和肠杆菌科。

(4)特发性肺纤维化:嗜血杆菌、韦荣球菌、链球菌和奈瑟菌。

（二）"肠-肺轴"的影响是双向的

肠道和肺部的影响是相互的，也就是说"肠-肺轴"是双向的。临床上，许多胃肠道疾病同时合并呼吸道症状，呼吸道感染也会伴有肠道症状。比如，流感病毒感染的患者往往存在胃肠道症状；而高达50%的肠易激综合征患者存在肺功能下降的情况。

"肠-肺轴"之间的主要通信途径是通过脂多糖（LPS）、短链脂肪酸（SCFAs）、脱氨基酪氨酸（DAT）、吲哚衍生物（膳食色氨酸代谢产物）、烟酸、多胺（来自L-精氨酸代谢产物）、丙酮酸和乳酸等，这些可溶性微生物组分和代谢产物的循环运输实现的。而且所有这些微生物组分和代谢产物在肠内稳态中也都具有重要作用。

另外，"肠-肺轴"的通讯机制也可以通过免疫细胞的直接迁移、肠道炎症介质直接"外溢"到肺部来实现。

"肠-肺轴"沟通连接途径的建立，通过"操纵"肠道微生物群以干预呼吸系统疾病成为可能。比如瘤胃球菌可以降低呼吸道过敏反应的发展，乳酸杆菌和双歧杆菌对预防呼吸道病毒感染的保护作用已被充分证实。

随着科学技术的发展，人们对微生物组的了解越来越多。更多的研究都证明，肠道菌群参与多种肺部疾病的发生发展，肠道菌群与肺部病理状态可以相互影响。因此，肠道健康不仅关乎肠道，也关乎肺部健康，二者之间密切相关。

肠-肾轴

人类的肠道为复杂的微生物生态系统提供了栖息地，微生物所特有的代谢产物丰富了人体的代谢，从而提供了能量、维生素和营养物质。从进化的角度来看，人类肠道微生物生态系统的共生提供了相互的代谢益处，从而有助于机体适应。

但并不是每种肠道微生物的代谢产物都是有益的。相反，大多数微生物代谢产物在经历二次代谢后,许多代谢产物会从体内主动排出。通过尿液中发现的大量微生物代谢产物可以看出,肾脏是这些代谢产物最重要的排泄途径,也就是说肾脏排泄能力是人类和肠道微生物共生的重要组成部分。它允许肠道吸收多种主要有益的微生物代谢产物,而肾脏则清除了无用或可能有害的代谢产物。正常情况下,肠道菌群来源的有害代谢产物如硫酸吲哚酚等尿毒素类代谢产物(IS)可以被肾脏近端小管细胞感知并被排出体外。

肌酐(creatinine,Cre)是肌肉在人体内代谢的产物,血清肌酐对肠黏膜屏障完整性具有保护作用,主要由肾小球滤过排出体外。临床上检测血肌酐是常用的了解肾功能的主要方法之一。

如平时素食或较瘦小,肌肉体积小,血清肌酐值会偏低,对肠黏膜屏障完整性的保护减弱,肠道容易出现慢性炎症,影响营养物质吸收,加重营养不良。这时肠道内微生物比如大肠杆菌,可以分解富含嘌呤类营养物质的代谢产物,从而合成肌酐,补充体内肌酐不足,激活人类结肠上皮细胞中 PPARγ 信号通路,提高结肠黏膜屏障的保护作用,缓解结肠炎症。

(一)慢性肾病肠道微生物的改变

在慢性肾病患者中,肠道微生物多样性发生改变——益生菌家族减少,有害菌群增多。

当益生菌比例高时,如乳酸杆菌和双歧杆菌,它们能够将肠道中膳食纤维的发酵产物用以改善肾功能和降低血压;当益生菌减少时,有害菌将膳食纤维发酵后产生类似于尿毒症毒素,促进氧化应激,激发慢性炎症和损伤肾小管内皮功能,从而加速肾损伤的病理进展。

同时,由于在慢性肾病患者中肠道屏障的完整性被破坏,肾功能受损,清除率降低,大量尿毒症毒素残留在血液中,导致恶性循环,加重肾脏损伤。

饮食、药物、治疗、操作等都会改变了肠道细菌的相对比例,细菌多样性的变化导致代谢产物产生的改变。通常我们认为肠道微生物群的作用是评价"肠道健康"的指标。然而,一篇具有里程碑意义的论文推动了该领域从一个截然不同的角度进行思考——不改变肠道微生物组成,通过饮食调节代谢产物产生的肠道微生物酶,延缓了慢性肾病的进展。

在以富含腺嘌呤的饮食诱导出的慢性肾病小鼠模型中,研究者使用了高含硫氨基酸饮食增加肠道细菌产生的硫化物,经过复杂的代谢反应,产生抑制特异性色氨酸的酶。这种色氨酸酶活性的降低减少了尿毒症毒素的产生,降低了血清肌酐,改善了肾脏组织病理学。

在这次饮食诱导的慢性肾病小鼠模型中,仅仅调节了代谢产物产生的肠道微生物酶的变化,而没有改变肠道微生物组成,但却延缓了慢性肾病的进展。

因此,肠道微生物丰度的变化并不是肠道微生物组调节其功能和影响宿主健康的唯一方式。这一概念不仅对慢性肾病的治疗有重要意义,而且对其他许多慢性疾病防治也有重要意义。

（二）肠道菌群与肾结石

为什么肾脏会长结石,而且有的还会反复发作。其实,这都是个体差异造成的。

饮食习惯的差异,不同人群肠道微生物组成是不相同的。肠道微生物群落失调与各种肾脏疾病的发生与发展密切相关,通过"肠-肾轴"的调节,引发有关的肾疾病。

肾结石主要成分是草酸钙,体内草酸分解降低时,大量的草酸与血液中游离的钙离子相结合形成草酸钙结晶。目前已知具有降解草酸功能的肠道菌群有产甲酸草酸杆菌、大肠埃希菌、雷氏普罗威登斯菌和乳酸杆菌等细菌,其中产甲酸的草酸杆菌是人类发现的第一个专门降解草酸的专性厌氧菌,其余的已知草酸降解细菌均为条件性降解草酸的肠道定植菌。如果肠道菌群功能异常,分解草酸的上述细菌减少,导致肾结石的概率增加。

因此,很多肾结石患者,个体差异导致的肠道菌群差异,也是导致肾结石形成和反复发作的原因之一。平时注意饮食均衡,通过调节肠道菌群来进行预防和干预。

肠-肝轴

肠道屏障及肠道菌群对肝脏疾病的影响非常大。

肝脏是人体最大的免疫器官之一,能够分解代谢体内毒性物质并且阻止细菌代谢产物进入血液循环。肠道菌群在人体新陈代谢及生理机能中发挥重要的作用,而肠道菌群失调可以产生相关毒素物质并通过薄弱的肠道屏障进入肠肝循环中,从而加重肝脏疾病的进展。

肠道屏障受损导致菌群易位进入血液,通过门静脉进入肝脏,促进肝脏炎症,同时肝脏通过分泌胆汁酸影响肠道菌群引起菌群失调;肠道屏障受损和菌群失调可能与酒精性肝病、非酒精性脂肪肝、药物性肝损伤、原发性硬化性胆管炎、肝硬化、自发性细菌性腹膜炎、肝性脑病和肝细胞癌的发病机制有关。

(一)肠道菌群与酒精性肝硬化

在重度酗酒者中,只有 15% ~ 30% 的人群会发展为重度酒精性肝硬化,这说明除了酒精以为,还有其他因素影响着酒精性肝硬化的发生。

在大量饮酒的人体肠道中,存在大量潜在致病菌如粪球菌、普雷沃菌、肠杆菌、韦荣氏球菌及链球菌,可以产生大量内毒素。

而肠道粪球菌和普拉梭菌可以合成丁酸盐、戊酸盐和丙酸盐等短链脂肪酸,它们既是肠上皮细胞的能量来源,又是维持肠道黏膜屏障完整性的重要组成部分。大量饮酒的人群肠道中均存在肠道粪球菌和普拉梭菌比例下降,这说明大量饮酒可以通过肠道菌群改变破坏肠道黏膜屏障,增加肠道渗透性。

另外,血液中的酒精氧化产生乙醛,破坏肠细胞之间的紧密连接蛋白,导致肠道黏膜屏障损伤。

因此,酒精性肝硬化发病机制与酒精诱发肠道菌群改变从而引起肝脏炎症变化密切相关。

(二)肠道菌群与非酒精性肝硬化

非酒精性肝硬化包括单纯性脂肪肝、脂肪性肝炎和肝硬化,大多患有糖尿病、高脂血症、高血压及肥胖等疾病。肠道微生物菌群可以通过炎症反应、短链脂肪酸代谢及胆汁酸代谢等途径影响非酒精性肝硬化进展。

研究表明,肠道微生物菌群如厚壁杆菌群、普雷沃菌、卟啉单胞菌等能够促进机体肥胖并产生相关并发症。非酒精性肝硬化患者的肠道细菌中厚壁杆菌群、普雷沃菌、卟啉单胞菌更多,潜在致病菌如小杆菌、大肠杆菌和链球菌也增加。相应地,患者肠道内的硬壁菌门细菌更少,像普拉梭菌、多尔菌、粪球菌和乳酸杆菌含量也显著下降,双歧杆菌、假丁酸弧菌和另枝菌属等益生菌都减少了。

同时肠道中微生物酶能够将初级胆汁酸转化为结合胆汁酸,促进脂肪消化和吸收,使肠道中微生物菌群具有更高的吸收能量的能力,导致体内脂肪堆积,诱发脂肪肝、肝硬化。

(三)肠道菌群与肝损伤

肝损伤是指在肝硬化患者中出现 2 个及以上多个器官损伤,其预后差,病死率高。一旦患者体内感染产生较高水平的内毒素,30 天便将出现包括肝脏在内的多个器官衰竭。

研究证明,急、慢性肝损伤疾病中肠道生态菌群失调和患者病死率有一定关系。通过粪便微生物分析发现革兰氏阴性细菌越多,患者体内发生内毒素血症的可能性就越大,而这些内毒素含量越高的患者肝脏的损伤越重,预后越差。

(四)肠道菌群与肝性脑病

肝性脑病是肝硬化常见并发症,肠道细菌在肝性脑病中起重要作用。

在肝性脑病患者中,肠道卟啉单胞菌科和肠杆菌科为优势菌群。这些有害菌产生大量炎症介质,包括内毒素、白细胞介素(IL)和肿瘤坏死因子(TNF),引起全身炎症反应,加速肝性脑病进展。

(五)肠道菌群与自发性腹膜炎

肠道微生物菌群与自发性腹膜炎有着密切的关系。

大约70%的肝脏循环来自门静脉,健康人群的肝脏暴露于肠道细菌感染的风险之下。正常情况下,细菌从肠道易位是通过肠系膜淋巴结实现的,淋巴结内的免疫细胞将这些易位的有害菌彻底消灭。而在肝硬化患者表现出的病理性易位,最常见的易位肠道微生物革兰氏阴性肠杆菌群、梭形杆菌及相关蓝藻门菌直接进入腹腔,因此在腹水中这几种细菌也最常见。

另外,小肠细菌过度生长是导致肝硬化患者细菌移位的主要因素,尤其在空肠中存在大量的结肠细菌。失代偿期肝硬化与自发性腹膜炎患者小肠运输时间明显延长,肝硬化患者的营养不良导致肠道黏膜屏障受损,为细菌侵入提供条件。

肝硬化患者的网状内皮系统功能下降,非特异性体液免疫和细胞免疫异常,一旦体内微生物通过肠系膜淋巴结入血,也就意味着局部与全身免疫系统功能受损,加快了自发性腹膜炎的病程进展。

肝脏疾病在进展过程中与肠道菌群存在密切关系。"肠-肝轴"理论开创了肝脏疾病防治的新思路。

肠-心轴

心脏病不仅是人们之前认识的与内分泌或者生活习惯相关,而且与肠道内的微生物也关系密切。因此通过对肠道内微生物进行干预阻止动脉硬化,可以减少心脏病的发病率。

肠道微生物可以操控氧化三甲胺(TMAO)。TMAO是动脉粥样硬化的发生发展的一个促进因素。TMAO可减少胆汁酸的合成,并抑制胆固醇的逆向转运。因此高TMAO的产生会影响脂肪代谢,并导致有患冠心病的风险。

肠道微生物可以分解苯丙氨酸为苯乙酰谷氨酰胺(PAG),它也是心脏病的危险因素之一。

肠道微生物产生的短链脂肪酸,如乙酸、丙酸和丁酸可以通过阻止胆固醇合成和(或)将其转移到肝脏来降低血脂水平。它们被认为是冠心病发展中的一个保护因素。

肠道微生物如真杆菌属和拟杆菌属能够降胆固醇。产粪甾醇真杆菌能够将胆固醇分解为不能被吸收的粪甾醇,随着粪便排出体外,降血脂。

因此,肠道微生物群有能力改变血脂成分的实质性变化,从而影响心脏病的发展。

(一)关于氧化三甲胺

肉类和鸡蛋中富含卵磷脂。卵磷脂在体内有3种代谢产物:胆碱(B族维生素的成员)、TMAO和甜菜碱(胆碱代谢物),这几种代谢产物水平越高,患心血管疾病的风险也越高。

在肠道微生物与心脏病关联的小鼠模型中,血液中TMAO升高,可以促使动脉硬化进展。然后,应用抑制TMAO的化合物3,3-二甲基丁醇(DMB)干预肠道菌群,并给小鼠提供富含3,3-二甲基丁醇的食物,最终发现DMB可以显著降低小鼠体内TMAO的水平,抑制动脉斑块形成,并且没有不良反应。DMB 抑制动脉硬化是通过降低与动脉硬化有关的特定细菌在肠道菌群中所占的比例来实现的。

肠道微生物普雷沃菌属可以增加循环血液中 TMAO 的含量促进动脉硬化发展,而拟杆菌、乳酸杆菌、双歧杆菌和阿克曼菌等益生菌则可以降低 TMAO 的水平从而抑制动脉硬化进程。同时这些益生菌在预防癌症和神经变性疾病等诸多方面也发挥重要作用。

花生、葡萄、红酒和一些浆果之所以能够预防包括心脑血管疾病和癌症在内的慢性疾病,与这些事物中含有的天然抗氧化剂——白藜芦醇有直接关系。白藜芦醇能够增加肠道中拟杆菌、乳酸杆菌、双歧杆菌和阿克曼菌等益生菌的数量,抑制普雷沃菌属等有害菌的生长。

常见饮食如鱼类、豆类、蔬菜、水果、坚果、橄榄油等都含有丰富的 DMB,可以防止肠道菌将不健康食品转化为堵塞动脉的 TMAO。

(二)冠心病

动脉粥样硬化与冠心病密切相关,它们的病理过程所涉及的代谢和炎症成分,均受肠道菌群变化的影响。

在有症状和无症状的动脉粥样硬化斑块之间,肠道微生物群表现出很大差异。无症状斑块的动脉粥样硬化患者,肠道微生物群包括卟啉单胞菌科、拟杆菌科、微球菌科和链球菌科为优势菌群。与此相反,有症状的动脉粥样硬化患者中,含有越来越多的致病菌,包括螺旋杆菌科、奈瑟菌科和硫丝藻属科。

肠道微生物群有能力改变血脂成分的实质性变化,从而影响疾病的发展。例如,厚壁菌如罗伊氏乳杆菌可提高血清中高密度脂蛋白水平,而迟缓埃格特菌属与低密度脂蛋白的升高相关。产粪甾醇真杆菌便能将胆固醇分解为不能被吸收的粪甾醇,随着粪便排出体外。真杆菌属和拟杆菌属能够直接降胆固醇。

另枝菌属、腐烂别样杆菌属、拟杆菌、罗斯氏菌(产丁酸盐的菌)、直肠真杆菌和普氏粪杆菌分解膳食纤维,生成丰富的短链脂肪酸:乙酸、丙酸和丁酸。这些代谢物可以通过阻止胆固醇合成和(或)将其转移到肝脏来降低血脂水平。因此,它们被认为是冠心病发展中的一个保护因素。

阿克曼菌、孢子杆菌、普雷沃菌和瘤胃球菌可以升高 TMAO,但作为胆碱到 TMAO 的中间产物——三甲胺(TMA)却是另外的微生物群合成的。来自厚壁菌门和变形菌门的产氢厌氧菌、天冬酰胺梭菌等 8 种细菌,为生产 TMA 可以消耗 60% 的胆碱,通过诱导上述 8 种细菌为优势菌的前提下,便可以减少 TMAO 的生成,降低 60% 的冠心病风险。

肠道微生物与胃肠炎

数百万年来,肠道黏膜内壁与微生物群共同进化,形成了积极限制病原体入侵的专门机制。然而,一些肠道微生物已经适应了这些措施,"开发"了克服上皮微观完整性机制的方法。

在正常情况下,肠道黏膜损伤后,肠道内皮干细胞可以迅速修复。然而,随着肠道内壁的实质性和深度损伤以及肠道内容物的全身性传播,会导致肠道内皮的再生过程严重受损。肠道屏障的破坏不仅使循环中炎症因子从血管中泄漏出来,而且还可能引发一连串有害的全身炎症反应,同时肠道内的微生物、病原体及其附属分泌物也会泄漏到肠道外,加重全身的不良反应。

(一)胃肠炎后的肠道症状,元凶是肠道微生物

胃肠炎不但有腹痛、腹胀、腹泻等消化道症状,甚至可能出现发热、乏力等全身症状。有的短期内可以迅速缓解,有的人则会迁延不愈。临床上常常认为是胃肠功能紊乱,其实最根本原因是肠道微生物群多样性降低和微生物群功能恢复受损。

研究发现,胃肠炎患者中的微生物其多样性显著降低,并且微生物群组成也发生了改变。如果不干预,胃肠炎痊愈后 12 周,仍可以发现肠道厚壁菌的减少和变形杆菌、γ-变形杆菌类的增加。感染后 60 天,患者肠道包括厚壁菌门在内的 23 个分类益生菌菌群的丰度仍显著降低,而变形杆菌、梭杆菌和 γ-蛋白杆菌等有害菌的比例增加。

但是通过改变饮食结构,补充足够的膳食纤维,那么包括肠道厚壁菌在内的所有益生菌的数量都会增加,而 γ-蛋白杆菌等有害菌的比例就会降低。

因此,胃肠炎后饮食调理非常重要。

(二)腹泻是肠道的一种保护功能

正常情况下,在黏液下面,益生菌菌落距离肠道内壁比较近。在肠黏膜的表面,有害菌离肠道内壁比较远。

我们经常遇到吃的东西不好了或吃药后会拉肚子,这是因为肠道微生物动态平衡被破坏了。这时肠道益生菌受损减少,相对有害菌的数量就增加了,导致菌群严重失衡。

通过腹泻,黏液层不会受影响,主要还是离肠壁比较远的残渣和有害细菌排出体外。随着部分有害菌和细菌毒素排出,肠道微生物中益生菌的优势地位恢复,重新形成新的肠道菌群平衡,腹泻自然就停止了。因此这种情况下的腹泻是一种保护功能,应该顺其自然,不要一出现腹泻就用止泻药。过早的人为干预反而会为胃肠道疾病埋下祸根。当然长期腹泻我们一定需要治疗。

肠道微生物与肥胖

肥胖已经成为一个世界性的难题。据国际卫生组织估计,全世界约有 10 亿人超重,全球人口的 12% 都属于肥胖范畴。

近年来肠道微生物和肥胖的关系受到了广泛关注。肥胖者肠道内拟杆菌门比例降低,放线菌门比例升高。肥胖者 75% 肠道微生物基因来源于放线菌;而瘦者 42% 的肠道微生物基因来源于拟杆菌门。肥胖个体肠道中厚壁菌门比例较高;当肥胖个体体重减轻时,其肠道微生物中厚壁菌门比例则与正常个体变得较为相似。

　　研究发现,肥胖人群的肠道真菌与健康人群相比,种类明显没有健康人群多。在健康人群中,霉菌属是优势菌,而在肥胖人群中检出率非常低。肥胖儿童的研究显示,肠道假丝酵母及酵母属的种类与数量明显低于正常体重的儿童。另外,动物模型的研究显示,布拉氏酵母菌在肥胖和 2 型糖尿病的治疗中可能起到有益的益生菌治疗作用。

　　肠道微生物可以"燃烧"白色脂肪,逆转肥胖。白色脂肪是人体内脂肪组织的一种,和褐色脂肪相对应,主要功能就是把多余的脂肪存储在体内,过多的积聚就会导致肥胖。脂肪组织中存在的一种 miRNA——miR-181,该基因的增多是白色脂肪增殖的关键,而 miR-181 可明显受肠道菌群特定代谢产物的抑制。肠道菌群的色氨酸代谢产物——吲哚-3-羧酸和吲哚可明显降低脂肪组织中 miR-181 的含量,抑制白色脂肪形成。在一些肥胖儿童中发现了吲哚不足,也在一些肥胖成人中发现了 miR-181 的高表达。这无疑是胖子的福音啊!

　　梭状芽孢杆菌是机体内正常存在的一种益生菌,能够通过降低一种叫做 CD36 的蛋白的表达,减少对长链脂肪酸的吸收而减肥。因此梭状芽孢杆菌不仅可以维持苗条,还可以逆转肥胖。而脱硫弧菌是一种专性厌氧菌,可以将还原态硫化物进行氧化引起炎症刺激引起肥胖。这种细菌则在肥胖人群肠道大量存在,同时它可以对抗梭状芽孢杆菌的减肥功能。

　　正常情况下,身体中 B 淋巴细胞能产生 IgA 的抗体。IgA 是由我们的身体保护性免疫抗体,对调节我们肠道中的细菌构成至关重要。它作为一种防御机制,能够帮助中和或阻止环境变化带来的潜在危险菌。在肥胖期间,肠道中 B 细胞的水平较低,IgA 在我们肠道中细菌的调节功能降低,益生菌和有害菌比例发生变化,促进肥胖在内的多种慢性疾病的发展。

肠道微生物与糖尿病

2010 年全球范围内用于预防和治疗糖尿病及其并发症的成本已达3 760亿美元,预计这一数字将在 2030 年超过 4 900 亿美元,糖尿病已成为一项重大公共卫生问题。

人类基因组计划虽然完成,但人类自身遗传密码的破译并没有帮助人们找到彻底克服糖尿病的方法,科学家开始将目光转向肠道微生物上。肠道微生物中蕴含的海量遗传信息可能是治疗糖尿病的新突破口。

以 2 型糖尿病为例,我国华大基因研究院等单位率先完成了肠道微生物与 2 型糖尿病的宏基因组关联分析,并发表于 2012 年的《自然》杂志中。该研究明确了中国人群中的糖尿病患者与非糖尿病患者在肠道微生物组成上的差异,发现 2 型糖尿病患者均有中等程度的肠道微生态紊乱,且表现出产丁酸细菌等益生菌种类的缺乏。

2 型糖尿病与慢性炎症因子密切相关,而且巨噬细胞极化是重要因素。肠道细菌产生的内毒素(脂多糖)是刺激 IRX3 表达的关键因素。IRX3 可促进巨噬细胞的炎症因子转录,以抑制脂肪分解及生热作用,诱发肥胖。因此,调节肠道菌群,减少细菌内毒素,可以改善肥胖与 2 型糖尿病的发展。

2 型糖尿病是一种慢性炎症疾病,而且与非酒精性脂肪肝、动脉粥样硬化、单纯性肥胖是一类疾病,命名为代谢性炎症综合征,都与巨噬细胞极化有关。因此,调节肠道菌群,减少内毒素,可以同时改善这 4 种疾病。

越来越多的研究表明,氨基酸可能在 2 型糖尿病的发展中发挥重要作用。

通过对 28 种氨基酸和 22 种肠道菌群代谢产物系统地评估发现,2 型糖尿病患者在糖耐量正常阶段即存在氨基酸及菌群代谢异常特征。支链氨基酸、芳香族氨基酸、天冬酰胺、丙氨酸、谷氨酸、高丝氨酸、2-氨基丁酸、组氨酸、蛋氨酸和脯氨酸的增量与 2 型糖尿病发病风险呈正相关。在菌群代谢产物组中,血清肉碱、N-乙酰色氨酸和尿酸也与 2 型糖尿病发病风险呈正相关。比如肠道细菌可以分解食物中的组氨酸为咪唑丙酸,咪唑丙酸直接降低胰岛素细胞的防护能力,减少胰岛素分泌。因此,通过降低产生咪唑丙酸肠道菌群的数量可能成为一种治疗 2 型糖尿病患者的新方法。

肠道微生物可以改变血型

《自然》杂志上发表文章称,人肠道微生物中的酶,可以将 A 型血转换为 O 型血。

ABO 血型抗原存在于红细胞上。红细胞上仅有抗原 A,则该血型为 A 型,红细胞上仅有抗原 B,则该血型为 B 型,两种抗原都有,则为 AB 型,两种抗原都没有则为 O 型血。

人肠道壁富含黏蛋白,肠道壁的黏蛋白表面具有与红细胞表面 A、B 抗原相似的多糖结构,它可以阻止肠道细菌进入人体其他部位。此外,一些肠道细菌还通过这些黏蛋白获得能量,因为它们会产生切断糖基分解糖蛋白的酶。研究者将够表达类似 A 抗原底物的基因转染到大肠杆菌中表达。分离出表达的蛋白,经过分析,他们发现了两种来自 Flavonifractor 和 plautii 的蛋白酶,只要这两种蛋白酶配合使用,便能够去除 A 型抗原的蛋白酶,达到去除红细胞表面 A 抗原的效果。这样 A 型血就会变成 O 型血!

肠道微生物可以调节血压

血压调控一项研究发现,通过对两个主要的短链脂肪酸受体——嗅觉受体78(Olfr78)和 G 蛋白偶联受体 41(Gpr41)起调控作用,肠道微生物产生的短链脂肪酸可能在调控血压方面起到作用。

国外研究发现,Olfr78 在肾脏中表达,并且会响应短链脂肪酸,特别是丙酸盐,从而介导肾素分泌。当给小鼠提供丙酸盐的时候,它们的血压会出现幅度大而迅速地基于剂量依赖的下降,而敲除了 Olfr78 的小鼠对这种效应特别敏感,这提示 Olfr78 的正常功能是提高血压并对抗短链脂肪酸的低血压效应。相比之下,缺乏 Gpr41 基因的小鼠对丙酸盐没有低血压响应,而这个剂量导致了野生类型的小鼠的强烈低血压响应,这提示 Gpr41 参与到了对丙酸盐做出响应降低血压。

通过给予抗生素清除小鼠的肠道益生菌,减少短链脂肪酸对 Olfr78 的作用,导致了它们的血压增加,这提示肠道微生物群制造的丙酸盐通过 Olfr78 调控血压。这为临床治疗高血压提供新思路。

肠道微生物可以改善过敏

过敏性疾病的发生与机体自身免疫系统发育不全、免疫调控机制不完善有关,早期的微生物接触、刺激可影响机体的免疫系统发育。

而肠道菌群可影响机体免疫系统,且过敏患儿体内菌群分布较健康儿童有差异,提示肠道菌群与儿童过敏性疾病的发生相关。

肠道菌群通过促进肠道免疫系统发育、诱导 T 细胞分化等多种途径调节机体免疫功能,使之处于平衡状态,从而避免或减少免疫相关疾病的发生。

研究发现,益生菌对过敏性疾病的防治有积极意义,为过敏性疾病的防治提供新的途径。

肠道微生物可以缓解孤独症、抑郁症

有研究表明,孤独症谱系障碍(ASD)可能部分源于肠道菌群组成的差异,孤独症与 15 大菌属相关。

患有孤独症的儿童,无论是否有胃肠道问题,其肠道菌群的数量和组成都与正常发育的儿童不同。

研究发现:在肠道中隶属于拟杆菌门、厚壁菌门、放线菌门、梭杆菌门和变形菌门所有这 5 个细菌门的细菌属中,有 9 个细菌属在重度抑郁症患者中较高,包括厌氧棒状菌属、布劳特菌属、梭菌属、克雷伯菌属、毛螺菌属、副拟杆菌属、副萨特菌属、考拉杆菌属和链球菌属;而有 6 个细菌属明显减少,包括双歧杆菌属、戴阿利斯特菌属、埃希菌属、志贺菌属、栖粪杆菌属和瘤胃球菌属。

《肠道微生物》(Gut Microbes)上发表研究论文称,早期肠道菌群的改变足以引起血清代谢组的显著变化,代谢产物的变化可能导致大脑发育和行为异常。肠道微生物群可以通过迷走神经影响大脑和行为,比如空肠弯曲杆菌和柠檬酸杆菌,会增加焦虑样行为。肠道菌群自身也会产生血清素、多巴胺和 γ-氨基丁酸(GABA)等神经递质。

因此,建立抑郁症的肠道菌群特征不仅可以成为孤独症诊断的一部分,而且可以缩小诊断上的差异。而正在研究的抗抑郁药应该关注与肠道微生物群的相互作用,扩大对肠道生态系统的理解。

在未来,可以把肠道菌群作为新靶点,通过改变肠道菌群比例调节"微生物–肠–脑轴",延缓抑郁症甚至预防抑郁症的发生和发展。

肠道微生物可以对抗动脉粥样硬化

研究发现,动脉粥样硬化患者的粪副拟杆菌丰度远低于健康对照组。粪副拟杆菌能够促进肠道支链氨基酸的分解代谢、延缓肠道中碳水化合物的分解,抑制炎症信号通路的过度激活,对抗动脉粥样硬化。

动物实验发现,直接给小鼠口服粪副拟杆菌,也可获得抗动脉粥样硬化效果。口服粪副拟杆菌的小鼠,其主动脉根部动脉粥样硬化面积减少24%,斑块区域的脂肪沉积减少63%,坏死核心面积减少59%,斑块胶原蛋白水平提高54%,那些血液中的动脉粥样硬化发生和进展相关因子水平也显著降低。

灵芝中的有效成分——灵芝杂萜衍生物可以通过调节肠道菌群及其代谢活性,增加粪副拟杆菌在肠道中丰度,增加其抗动脉粥样硬化的活性,从而调节肠道菌群结构,更好的干预动脉粥样硬化的进程。

肠道微生物可以对抗增龄相关肌少症

肌少症是指随着年龄增长,骨骼肌的质量、力量和功能进行性下降。包括增龄相关肌少症和疾病相关肌少症。

据欧洲肌少症工作组报道,全球增龄相关肌少症的患病率在10%至27%之间,平均患病率为17.7%。最近,肌少症的发生发展被认为与肠道菌群的物种组成和功能变化密切相关。

维生素 D 对肌肉力量有促进作用,而肠道中的粪球菌和双歧杆菌抑制维生素 D 的合成和吸收。而普氏菌却可以促进维生素 D 的吸收。在并发增龄相关肌少症的老年人中,普氏菌的丰度是降低的。同时乳酸杆菌通过影响胆汁酸的代谢、维生素的合成以及肌酸的降解等生理进程,也可以对抗增龄相关肌少症的进展。

肠道菌群是随着年龄不断发展的,经常运动的人群肠道菌群的多样性更丰富。而且早期的运动可以增加不断发展中的肠道微生物的可塑性,从而改变肠道微生物组成和身体组成,同时会使压力抵抗和肠道微生态产生快速且持久的变化。

补充乳酸杆菌、普氏菌等益生菌可以增加肌肉质量,同时增加Ⅰ型肌纤维的数量;增加肌肉对葡萄糖利用,从而延长耐力运动时间,提高运动表现,抑制肌少症的发生。

肠道微生物可以调节渐冻症

"渐冻症"是一种遗传性疾病,但环境因素一直被认为对"渐冻症"进展有一定作用。

据英国《自然》的一项研究,德国科学家利用小鼠数据分析和初步人体研究结果表明,肌萎缩侧索硬化(ALS,又名"渐冻症")的进展或受到肠道微生物组的调节。这是迄今已知的首个微生物组与该神经退行性疾病之间有确切功能联系的研究。

德国癌症研究中心(DKFZ)癌症–微生物研究组艾伦·艾林纳夫及其团队,研究了肠道菌群在"渐冻症"中的潜在作用。他们在"渐冻症"小鼠模型中鉴定出了与疾病严重程度相关的几种不同的共生菌,并发现小鼠微生物组的组成会在其出现运动神经元功能障碍症状前发生改变。研究显示,某些肠道细菌种类的浓度升高会加剧疾病进展,而嗜黏蛋白阿克曼菌等其他细菌的浓度则会随疾病进展而下降。团队发现,提高"渐冻症"小鼠模型的嗜黏蛋白阿克曼菌浓度,可以改善症状、延长生存期。

研究者认为,肠道微生物与大脑的相互作用可以调节小鼠的"渐冻症"病程,表明肠道微生物组成及其调控可能适用于"渐冻症"患者。

肠道微生物可以让颜值更出众

人体的两大屏障器官,一个是皮肤,防御外伤;一个是肠道,防止内伤。它们不是各自独立工作的,而是相互影响,相互协作,我们把这种协作关系叫做"肠-皮肤轴"。

越来越多的研究证明,肠道菌群和我们的肌肤状态息息相关。就像普通痤疮、玫瑰痤疮、过敏性或特异性皮炎、湿疹、斑秃、牛皮癣、汗腺炎等都可以通过调整肠道菌群结构来缓解。

肠道菌群一般只能吃人"吃剩下"的食物,包括人体没有及时消化或者消化不了的食物。有益菌和有害菌还要"抢食"吃。有益菌"抢食"的能力略差一些,如果你一直都只吃有害菌喜欢的食物,那有益菌就只有"饿肚子"的份了。

富含膳食纤维的食物,有害菌不太喜欢吃,所以膳食纤维是最适合用来培养有益菌的粮食。想要通过饮食调节肠道菌群的状态,从而改善皮肤,就要多吃富含膳食纤维的食物。

肠道微生物可以直接调控宿主食欲

常规的肠-脑研究认为,肠菌代谢产物进入血液后,不仅可以调节人体的免疫功能,还能影响大脑的发育和行为。而最新的《科学》研究发现,肠菌能抠下自己细胞壁的一部分作为信物,突破血脑屏障,直接与大脑神经元实现交流。

"胞壁肽"是各种细菌细胞壁的普遍组成成分,在细菌生长繁殖或死亡的时候释放出来,也可以说是细菌繁殖的标志物。大脑、血液中的"胞壁肽"水平差异很大。

肠道菌群分泌的"胞壁肽"翻山越岭通过血液循环进入大脑,并在大脑中积累,通过与大脑神经元受体相结合,直接控制下丘脑神经元活动,主要是降低食欲,并调节体温和代谢。

反过来也说明,大脑可以通过神经元结合"胞壁肽"的水平变化,直接监测肠道菌群的增加或减少。一旦进食行为或饮食习惯引起益生菌的减少和有害菌的增加,肠道菌群结构失调,肠道菌群分泌的胞壁肽便会通知大脑,从而调控机体的进食模式,调节菌群结构,恢复正常水平。

肠道微生物可以提供 B 族维生素

肠道益生菌将膳食纤维发酵后所产生的"短链脂肪酸"(short chain fatty acids,SCFA),是促进人体健康的重要成分。此外,它们还能合成数种 B 族维生素能被人体吸收利用,简直就是免费的维生素"补给站"。

B 族维生素共有 8 种,统称为"B 群",对于人体细胞生长、新陈代谢、免疫及神经系统功能的正常发挥至关重要,是人体不可或缺的微量营养物质。身体缺乏"B 群"中的任何一种,都可能会导致不适、疲倦或疾病。由于"B 群"多数为水溶性的分子,很容易经尿液排出体外,而且人体无法自行合成,因此补充足够的"B 群"是维持身体健康重要的一环。

8 种 B 族维生素分别为维生素 B_1、维生素 B_2、维生素 B_3(烟碱酸)、维生素 B_5(泛酸)、维生素 B_6、维生素 B_7(生物素)、维生素 B_9(叶酸)及维生素 B_{12}。

"B 群"是细胞新陈代谢、产生能量所需。每种 B 族维生素都是某些关键代谢反应之"酵素辅因素"。例如维生素 B_1 是碳水化合物和氨基酸在细胞内被代谢分解而产生能量时所需的辅因素;维生素 B_7(生物素)是新合成脂肪酸及糖所需;维生素 B_9(叶酸)与合成 DNA 有关;维生素 B_{12} 也参与糖、氨基酸、脂肪及 DNA 的代谢与合成。

目前已知有许多肠道益生菌能合成 B 族维生素,最为人知的是乳酸菌（Lactobacillus）及双歧杆菌（Bifidobacterium lactis）。乳酸菌能够产生大量的维生素 B_2、维生素 B_9、维生素 B_{12} 等；双歧杆菌则能分泌相当数量的维生素 B_1、维生素 B_2、维生素 B_6。这些"B 群"一方面能被人体吸收所运用，另一方面则能提供其他肠道菌所需，对于维持肠道菌群的平衡也有帮助。虽然人体所需的"B 群"主要来源是所摄取的食物，但是当摄入不足时，由肠道所产生的"B 群"就显得非常重要了。

肠道微生物可以合成抗生素

在长期共同进化中，肠道菌群与宿主共同构成超级生物体，肠道菌群作为超级生物体不可分割的一部分，对宿主发挥重要影响的同时，自己的生存也是一个严峻的问题。

在之前的研究中，科学家发现包括人类在内的动物体内，肠道菌能产生丰富的抗生素武器，这些抗生素只有肠道内微生物才能够产生，其他环境中不存在。因此肠道特殊生存环境中展现的窄谱抗生素活性，形成了血雨腥风的肠道微生物江湖。

中国科学院和南京大学化学化工学院的王欢课题组合作，在国际期刊《应用化学》（Angewandte Chemie）中发表的研究表明，结合大肠杆菌异源表达和体外生化反应，在模拟大鼠的肠道细菌中发现了一类新颖的窄谱羊毛硫肽抗生素，成功获得三种类型羊毛硫肽产物。研究人员对产物之一进行生物活性进行测试，发现对 19 株不同种属的大鼠肠道菌具有抑菌活性。该抑菌实验表明，该产物仅对巨大芽孢杆菌显示出抑制活性，而对其他细菌则没有影响。

最近的一系列研究表明，同一个羊毛硫肽基因簇合成多种产物似乎是肠道菌羊毛硫肽基因簇的特征，而在其他环境菌中较为罕见。这也暗示了肠道中的"微生物江湖"比其他环境更为险恶，微生物不得不随身携带多种武器用于防身。

肠道菌群与癌症

人体与微生物共同进化,形成互惠互利的共生关系。胃肠道菌群是人类共生微生物的主要组成部分,人体共生微生物和肠道菌群相互作用与癌症形成有必然的联系。

各个组织器官与微生物的关系以及微生物的多样性是不同的,同一个组织器官的不同部位微生物的数量和多样性也表现出一定的差异。因此,癌症的发生发展的调节及其对癌症治疗的反应对于每个器官都是不同的。

人体的共生微生物也是存在个体差异的,就如同人的指纹一样都是独一无二的,这也导致癌症在不同器官发生的病理分类不同。

人体某些器官,虽然没有微生物,但是细菌及其代谢物可以通过循环系统从肠道到达特定器官。细菌与特定受体结合激活下游信号通路或者通过细菌释放的各种代谢产物,诱发癌变,比如肝癌。

微生物致癌是靠相关微生物合成的微生物毒素来实现的。脆性类杆菌毒素、大肠杆菌毒素、细胞致死性膨胀毒素(CDT)等多种细菌毒素均可影响参与癌变的细胞反应,特别是那些对抗 DNA 损伤的细胞反应。

CDT 和大肠杆菌毒素可引起基因组不稳定,也被称为基因毒素。另外,其他细菌代谢产物也可能导致基因组损伤。例如,粪肠球菌产生的超氧自由基可以诱导双链 DNA 断裂,促进结肠癌的发生。代谢硫酸盐的细菌比如具梭杆菌和 δ-变形杆菌可产生硫化氢也具有基因毒性。

细菌导致慢性炎症过程中,大量活性氧也是损伤 DNA 的高危因素。

(一)胃部微生物与胃癌

胃内有害微生物主要是幽门螺杆菌,它是导致胃癌的元凶。

虽然幽门螺杆菌已被世界卫生组织（WHO）列为一类致癌物，然而胃癌的发生需要一个复杂的微生物群落，单独的幽门螺杆菌还不行。

幽门螺杆菌促进的胃萎缩和胃酸过少导致胃内其他微生物的过度生长，从而将膳食中氮衍生物更多的转化成致癌物质亚硝酸盐，促进胃癌发生。同时幽门螺杆菌使胃黏膜长期受炎症刺激，也为胃黏膜上皮癌变提供了适宜的微环境。

幽门螺杆菌诱导的大量致癌物加快了胃癌进程，却可以降低人类患食管癌的风险，这表明菌群致癌具有组织特异性。

同时，胃幽门螺杆菌又可导致胃黏膜相关淋巴瘤。这表明同一器官，相同的致病菌，可以形成不同癌症，进一步证明癌症形成过程的复杂性。

（二）肠道微生物与肝癌

肠道与肝癌之间特有的联系方式是"胆汁酸"。胆汁酸是消化脂肪的关键物质，根据来源不同可以分为初级和次级两种形式。

肠道微生物可以通过中间产物——初级胆汁酸，刺激肝脏中一种免疫细胞——自然杀伤 T（NKT）细胞的数量增加，分泌干扰素，抑制肝脏肿瘤的生长。

初级胆汁酸有抵抗肝癌的功效！

初级胆汁酸是在肝脏中以胆固醇为原料合成的，它会随着胆汁排入肠道中。肠道微生物将排入肠道的初级胆汁酸脱掉一部分结构之后变为次级胆汁酸。少量胆汁酸会随着粪便排出体外，其余大部分都会被肠上皮细胞吸收（初级、次级都有），再通过门静脉血液回到肝脏中，以此往复，称为"肠肝循环"。

在肠道中能够将初级胆汁酸转化为次级胆汁酸需要一种特殊的酶，有这种酶的肠道微生物并不多，已发现的梭菌属细菌是其中一类。也就是说，梭菌属细菌调控着胆汁酸的代谢，将它们从初级转化为次级。如果肠道中这类细菌增多,肠道中初级胆汁酸将减少,将会促进肝癌的生长。

同时,肠道菌群失调后可以释放脱氧胆酸等促癌物质加快癌症进展。肝螺旋杆菌是新近分离的螺旋杆菌亚种,同时存在于患者的肝脏和肠道中,它能增加黄曲霉素诱发肝癌的风险。

肠道细菌能将肠道中的硝酸盐转换为亚硝酸盐和亚硝酸胺而诱发结直肠癌,提示肠道菌群在亚硝酸盐诱发肝癌的代谢中扮演了重要角色。

晚期肝病患者长期服用抗生素、乳果糖等药物,也会减少益生菌的数量,增加有害菌的生长,更进一步破坏本已失衡的肠道脆弱的生态系统,加速肝癌进展。

从饮食习惯上看,高脂饮食能够诱导梭菌属细菌丰度的增加,导致次级胆汁酸水平的上升,显然,这对肝癌患者是很不利的。

以上是从荷瘤小鼠防治机制上证实了肠道微生物与肝脏抗癌免疫之间的相互作用。

人与小鼠有一个很重要的不同点——小鼠肝脏中的 NKT 细胞占肝脏内全部 T 细胞的 40%,而人肝脏中的 NKT 细胞比小鼠少很多。但是人的肝脏中有一种名为黏膜相关恒定 T 细胞(MAIT)的 T 细胞,它和自然杀伤 T 细胞一样分泌 γ-干扰素等细胞因子。因此,临床通过调节菌群丰度,对肝癌治疗肯定是有效的。

(三)肠道菌群与结肠癌

研究发现,肠道菌群可直接参与结肠癌的发生。

在癌变动物模型中,有害菌脆弱拟杆菌变成优势菌,它的代谢产物可以诱导肿瘤发生;而作为益生菌的乳酸杆菌、双歧杆菌数量减少,能够抑制肿瘤发生的短链脂肪酸生成减少。兼性厌氧的肠杆菌科细菌作为肠道中的中性菌,在慢性炎症刺激下,由中性菌变成优势菌,打乱了肠道菌群生态平衡,出现菌群失调,可诱发癌症。因此,肠道菌群失衡可促进癌症发生,肠道菌群组成的改变直接提高结肠癌的发生风险。

核梭杆菌属细菌,特别是具核梭杆菌在结肠腺瘤和结肠癌患者肠道中数量明显升高。而且核梭杆菌属的相对丰度,从癌前病变到晚期结直肠癌,随着疾病进展,在肠道中不断增加。该菌的 DNA 在肿瘤细胞中普遍存在,并与淋巴结转移相关。它通过刺激结肠癌中的传导信号诱发级联反应来促进癌症发生。

在多发性息肉样腺瘤和黏膜内癌中,与单发病灶相比,小异位腺瘤菌和溶牙不动霉菌的数量也显著增加,而且微生物和代谢组学的改变在息肉发生前就已经发生改变。

溶胆链球菌、易碎杆菌属肠毒菌株、聚酮合成酶阳性菌株、大肠杆菌、粪肠杆菌和厌氧胃链球菌,它们与结肠癌的癌细胞增殖、诱导促炎反应和抗肿瘤免疫的逃避都有关。特别是溶胆链球菌,该菌导致的菌血症和心内膜炎及结肠癌发病风险增加直接相关。

结直肠癌细胞对益生菌生成的小分子脂肪酸(SCFAs)表现出更高的敏感性,这表明小分子脂肪酸可能在癌细胞稳态中发挥重要作用。

膳食脂肪增加使结肠中的牛黄胆酸的生物合成增多,促进致病体沃氏嗜胆菌的生长,也可诱发结肠癌。

腹腔感染与结肠癌风险增加的相关性更加证实了肠道菌群失调与癌症发生的临床意义。

(四)肠道微生物与其他癌症

除了结肠癌、胃癌以外,肠道菌群失调在其他一些癌症的发生、发展中也起着关键作用。

肠道菌群组成的变化可以影响乳腺癌和肝细胞癌的发生和发展;连续摄入抗生素之后,结肠外肿瘤包括乳腺癌的发生率升高。

肥胖增加了肠道产去氧胆酸的梭菌属细菌的生长,进而促进肝细胞癌的发生。

肠道沙门菌感染持续存在可导致胆囊癌。

高脂肪饮食改变了肠道菌群构成，使肠道去氧胆酸的产生增加。去氧胆酸是食管癌、肝癌及结肠癌的高危因素。

胰腺癌患者胰腺中的细菌数量较正常人可增加 1 000 倍以上，这些细菌保护肿瘤细胞不受免疫系统的攻击。在肿瘤小鼠实验中使用抗生素减少肠道细菌后，可以减慢胰腺癌的生长并增强免疫细胞的功能。

肠息肉位置的肠道黏膜通透性增加，导致一些肠道细菌的跨膜转移增加。与邻近的健康组织相比，息肉处这些移位后的细菌（群）诱发炎症反应，产生白介素等炎症因子，促使息肉癌变。

长期反复使用同一种抗生素会增加各类肿瘤的患病率。抗生素等物质的过度使用会导致肠道菌群改变，从而引发癌变。小鼠在经抗生素处理后，肠道中念珠菌过度繁殖，肠道菌群失调，前列腺素 E_2 和 M_2 型巨噬细胞在肺部大量累积，可以诱发肺癌。

肠道益生菌的抑癌优势

肠道益生菌，尤其是乳酸杆菌和双歧杆菌，可以增强对多种类型癌症的免疫反应，增强化疗药物的功效。乳酸杆菌可以降低癌细胞的增殖，促进抑制癌症的基因 *p53* 的表达。

肠道微生物代谢碳水化合物产生的短链脂肪酸对人体有益。相反，蛋白质代谢物比如亚硝胺等氮衍生物以及硫衍生物具有致癌性。高蛋白质和低碳水化合物的饮食会改变肠道益生菌的代谢活性，导致抗癌代谢产物的产生减少，致癌代谢产物水平增加。

植物性碳水化合物代谢产物的抗肿瘤和抗氧化活性归因于膳食中的植物多酚。经人体摄入后被肠道细菌分解，生成更易被人体吸收的酚酸等小分子物质，增加了多酚的生物利用度和活性，阻止癌症发生。

另外,膳食中的植物雌激素也可被肠道菌群转化为活性更高的木脂素,木脂素已被证明具有抗癌特性。

肠道有害菌可直接诱发癌症

正常情况下,肠道菌群所分泌的酶参与各种物质的生物合成和分解代谢,在人体代谢中发挥着关键作用。肠道菌群正是通过调节这些代谢过程阻止肿瘤的发生。

但是,肠道微生物群落一旦被破坏就导致菌群失调,表现为肠道菌群多样性降低,益生菌减少,有害菌增多,肠道菌群所参与各种化合物的生物合成和分解代谢也出现紊乱,致癌物质增加,加快癌变进程。

西式饮食与结直肠癌

西式饮食富含红肉和加工肉类,以及糖和精制谷物等碳水化合物。有研究显示,西式饮食与结直肠癌发病有关。

哈佛大学医学院的研究人员在《胃肠病学》(*Gastroenterology*)上研究论文表明,西式饮食通过致癌性的 pks+大肠杆菌来增加结直肠癌风险,这也是首个将西式饮食与癌症中特定致病菌联系起来的研究。

之前的研究表明,携带 pks 岛的大肠杆菌具有致癌作用,通过表达聚酮合成酶,诱导人体细胞的 DNA 双链断裂,从而发挥致癌作用。

酒精致癌的生物因素

酒精致癌的机制与酒精的代谢产物密切相关,其代谢产物乙醛是 1 类致癌物。

酒精代谢主要在肝脏中进行。首先被乙醇脱氢酶代谢为乙醛，然后被乙醛脱氢酶进一步代谢为乙酸。因此，肝脏中的乙醛浓度很低。

但是，口腔和肠道中某些细菌也产生具有乙醇脱氢酶活性的物质，但是不能够产生乙醛脱氢酶，使得唾液和肠道中的乙醛浓度足够高，足以成为一种致癌物，导致口腔和肠道肿瘤的发生。

酗酒的人肝癌的发病率也比较高，这是因为肝脏解毒的乙醛脱氢酶远远满足不了酒精代谢需要，足够浓度的乙醛滞留在肝脏同样也可以诱发肝癌。

干预肠道菌群，降低癌症发病率

无论在临床上，还是在生活中，干预肠道菌群，有两种方法，膳食干预和补充益生元、益生菌。

1. 膳食干预　高纤、低脂饮食，降低红肉和拒绝加工肉类摄入。可以通过膳食纤维摄入改变肠道微生物群组成，以增加双歧杆菌和乳酸杆菌属等益生菌的丰度，改善肠道微生态群。通过微生物发酵增加短链脂肪酸如丙酸、丁酸盐浓度，减少结肠组织中的炎症因子释放，保护肠道屏障的完整性。

2. 补充益生菌　包括双歧杆菌和乳酸杆菌在内的益生菌，减少有害菌产生致癌毒素的能力。通过增加机体免疫力，产生抗癌化合物，抑制细胞增殖、诱导癌细胞凋亡等机制发挥抗癌特性。

临床上，通过口服干酪乳杆菌降低了结肠中、高级别癌前病变的发生率。口服益生元菊粉、益生菌鼠李糖乳杆菌和乳酸双歧杆菌三种菌元联合体后发现，肠道乳酸杆菌和双歧杆菌数量增加，相对产气荚膜梭菌数量减少，结肠息肉癌变速度减慢，息肉周围肠道黏膜上皮屏障功能得以改善。

肠道微生物影响放疗

放疗剂量越高,癌症的治疗效果越好。放射性损伤是影响放疗疗效的主要剂量限制因素。

益生菌的摄入可以抑制放射性损伤。益生菌鼠李糖乳杆菌可以保护肠道免受放疗诱导的细胞损伤。其他一些益生菌,比如嗜酸乳杆菌、双歧杆菌和某些链球菌,在抑制放疗导致的细胞毒性作用的临床试验中也表现出良好的效果。同样,头颈癌患者接受放疗治疗时补充短乳酸菌可以降低放疗诱导的黏膜炎的发生率。

肠道微生物影响化疗

癌症治疗中化疗药物与肠道细菌的相互作用会影响化疗的效果。例如,肠道非致病性大肠杆菌和魏氏李斯特菌存在的情况下,30 种化疗药物中有 10 种失去活性,有 6 种化疗药物的疗效增加,其他的则不受影响。

1. 提高化疗药物疗效　环磷酰胺(CTX)可以通过干扰许多免疫信号级联反应来产生其抗癌作用,这种抗癌作用只有在正常肠道菌群的情况下才有效。比如鼠乳杆菌、约氏乳杆菌、海氏肠球菌和肠道巴恩斯菌对于环磷酰胺的抗肿瘤作用都是必不可少的。肠道内益生菌如乳酸杆菌等数量减少,奥沙利铂的细胞毒性减弱,化疗效果明显削弱。在癌症治疗的小鼠模型中,抗生素处理肠道后化疗的效果显著降低,而无菌动物则对化疗没有反应。

2. 增加化疗药物毒性　伊立替康是一种拓扑异构酶抑制剂,常用于治疗结肠癌,顽固性腹泻是该药主要的限制性不良反应。它本身是没有活性的,在体内会被羧酸酯酶转化为活性代谢产物 SN-38,SN-38 可在肝脏中通过尿苷二磷酸葡糖醛酸转移酶转化为 SN-38-G 而解毒。然而,肝脏解毒后又可以被肠道细菌产生的 β-

葡萄糖醛酸酶重新生成 SN-38 产生顽固性腹泻。紫杉醇可能会减少有利黏蛋白嗜黏菌的丰度,从而破坏黏膜屏障的完整性,导致促炎因子和神经调节代谢产物进入血液循环,诱导化疗相关的神经毒性,包括周围神经病变、神经性疼痛、认知障碍和心理后遗症的进展。

3. 降低化疗药物效果　阿霉素是一种广谱抗肿瘤药,可抑制RNA 和 DNA 的合成,对多种肿瘤均有作用。在肠道菌群被清除的小鼠中,阿霉素的抗肿瘤效果没有改变。但是,狄氏副拟杆菌存在的情况下会破坏阿霉素的抗癌活性。

肠道微生物影响免疫治疗

目前肿瘤免疫治疗主是针对"免疫检查点",临床常用的免疫检查点抑制剂包括程序性死亡受体 1(PD-1)、程序性死亡受体 1 配体(PD-L1)和细胞毒性 T 淋巴细胞相关蛋白 4(CTLA-4)的抗体,通过解除肿瘤细胞对免疫 T 细胞的排斥作用,以释放免疫反应,起到治疗肿瘤作用。

研究表明,肠道微生物如双歧杆菌、粪肠球菌和气相大肠杆菌能够改善抗 PD-L1 疗效,能增强 PD-L1 的抗肿瘤效果。而富含脆弱 B 脆性杆菌和洋葱伯克霍尔德菌能够增强 CTLA-4 抑制剂的治疗效果。而阿克曼细菌和拟杆菌门的革兰氏阴性细菌却可以降低PD-1 的治疗效果。

口服脆弱芽孢杆菌和洋葱芽孢杆菌等益生菌可降低免疫治疗相关不良事件,而厚壁菌门丰度增加会导致免疫治疗相关不良事件增加。

总之,肠道菌群在调节癌症发生和癌症治疗反应中发挥着关键作用。抗癌药物的治疗效果在很大程度上取决于肠道菌群,它可以影响肠道以及肠道以外组织对抗癌治疗的反应。同时,肠道菌群也可以作为癌症发生和预测癌症治疗反应的一种潜在的生物标志物。

第三篇　消化系统肿瘤筛查和预防

消化系统肿瘤筛查常用方法

（一）血常规

血常规是最常见、最基本的血液检验。主要观察红细胞、白细胞和血小板。在消化道肿瘤筛查中，最有意义的是红细胞的体积和血红蛋白的数值。由于消化系统肿瘤所致的消化道出血，血常规大多是小细胞低色素性贫血。肿瘤后期恶病质影响骨髓造血也可以出现正常细胞性贫血。

（二）大便潜血

大便潜血是检查消化道是否有出血。当消化道出血量达到5毫升时，大便潜血呈阳性。一旦发现大便潜血阳性，我们将考虑是否有消化道出血，是上消化道还是下消化道，为下一步检查缩小筛查范围。

（三）多靶点粪便 FIT-DNA 联合检测技术

多靶点粪便 FIT-DNA 联合检测技术是唯一一个被纳入各个指南的结直肠分子诊断方法。

《中国结直肠癌筛查与早诊早治指南（2020，北京）》《美国预防服务工作组 2016》《美国癌症协会 2018》《美国国立综合癌症网络2019》等，都把多靶点粪便 FIT-DNA 联合检测技术推荐于结直肠癌早期筛查。

指南认为,这种检测手段对结直肠癌的灵敏度达到96%,对于进展性腺瘤的灵敏度可以达到64%,特异性达到87%。如果3年做一次多靶点粪便FIT-DNA联合检测技术的话,相当于接近于10年做一次肠镜的获益。所以共识也推荐每3年做一次多靶点粪便FIT-DNA联合检测技术。

多靶点粪便FIT-DNA联合检测技术有一些优点:①非侵入性;②不需导泻等肠道准备措施;③检查前对饮食或药物摄入限制较少;④受检者依从性好,只需一份粪便;⑤对结直肠癌及癌前病变敏感性显著高于大便潜血检查。可以显著提高肠镜异常检出率。因肿瘤脱落细胞可在肠道任何部位脱落随粪便排出,所以检查结果反映整个肠道。

(四)彩色多普勒超声

彩色多普勒超声简单地说就是高清晰度的黑白B超,再加上彩色多普勒,图像清晰、功能齐全。可对心脏、肝脏、胆道、胰腺、脾脏、肾脏、眼球、甲状腺、乳腺、子宫及附件、膀胱、前列腺、前列腺结石、前列腺增生等全身性脏器进行检查,尤其对各种血管疾病、消化系统疾病的诊断具有其独特的功能。

(五)影像

主要是CT和MRI。消化道疾病早期一般是做内镜,因为早期病变在黏膜以及黏膜下,CT检查不到。肿物长到一定程度,病变在肠道内、外,CT均可以显示。

如果肿物往外长,内镜看不到,CT可以明确看到肿物三维立体结构及周围关系,进一步进行鉴别。消化道肿物到中晚期,CT可以明确病变部位、大小、与周围的关系,以及有没有肿大的淋巴结等,可以明确诊断。

MRI无射线损伤,同时可进行多平面观察,已经广泛应用于腹部脏器,尤其是消化系统实性脏器病变的诊断和治疗效果观察中。

(六)食管新型细胞收集器

新型细胞收集器是一种改良的食管癌早期诊断取样器。相对于传统的食管拉网而言,操作简单、无创伤、无痛苦。

该取样器是人体可吸收高分子材料取样器,未吞服前,长得和普通胶囊类似。服用胶囊后,可在1分钟内迅速扩散10倍,取材更容易,且获取食管黏膜上皮细胞量达千万级。由于采用新型的高分子材料进行取样,所以吸附性更强,适用于广泛普查。

(七)内镜

消化内镜检查已成为日常体检中的重要一环。不同的部位,不同的检查目的,需要选择不同的内镜。

1.胃镜　胃镜是食管、胃早期癌症筛查的"金标准"。胃镜是食管、胃、十二指肠疾病最常见的检查方法,除了食管癌、胃癌外,还可发现胃溃疡、十二指肠溃疡、糜烂性胃炎、萎缩性胃炎,可明确食管、胃及十二指肠出血位置以及癌前病变。只要符合以下任何一项情况,可以进行胃镜检查。

◆上腹疼痛、腹胀伴有恶心、呕吐及进食哽噎感等不适。

◆X射线钡餐造影或CT、B超检查怀疑胃、食管、十二指肠形态改变或局部增厚等改变时。

◆明确诊断肝硬化、患慢性肝炎病程较长。

◆既往患有溃疡病、胃息肉、黏膜不典型增生、萎缩性胃炎等。

◆家庭有胃癌病史、息肉病史的应2~3年1次。

◆45~50岁以上健康人群,需定期3~5年筛查1次。

2.肠镜　肠镜又称电子结肠镜,是结直肠癌诊断的"金标准",也是结直肠癌前病变检查的首选方式。还可以镜下切除腺瘤性息肉及早期癌变等病变。只要符合以下任何一项情况,可以进行肠镜检查:①原因不明的消瘦、贫血、出现黑便、便血及腹部包块。

②结直肠癌术后,结直肠腺癌、腺瘤样增生治疗后。③家庭有结直肠癌病史、息肉病史的人2~3年1次。④45岁以上健康人群定期3~5年筛查1次。

3. 超声内镜　超声内镜包括超声胃镜、超声肠镜等。超声内镜是一种拥有超声探头的内镜设备,相当于超声和内镜的联合体。利用超声可以观察消化道的管壁层次从而了解病变浸润深度,明确黏膜下病变的起源部位、大小;依据回声强弱的变化,判断病变性质;同时可以了解病灶与周围脏器及血管的关系,判断病灶的浸润范围。

相比普通胃肠镜,超声内镜费用较高、操作时间长、舒适性不如一般内镜,常规用于一般内镜检查发现病变且需要了解病变的毗邻关系时,再进一步选择超声内镜检查。

根据消化内镜诊疗规范及相关指南要求,不推荐首选超声内镜进行消化道检查!

4. 无痛胃肠镜　在胃肠镜检查前,通过静脉给予一定量的短效麻醉剂,让患者在"睡眠"中完成检查,从而避免了普通胃肠镜检查所带来的不舒适感。无痛胃肠镜可以消除患者紧张、焦虑情绪,提高对检查的耐受性,检查时由于胃肠蠕动减少,便于发现细微病变。

但麻醉对心肺功能有一定要求,所以高龄及心肺功能较差患者麻醉风险增加,需麻醉科评估风险后方可行无痛胃肠镜检查。

5. 胶囊内镜　胶囊内镜避免了传统内镜检查的不适,操作简便,不影响工作、学习。但由于胶囊内镜拍摄存在盲区、易受消化道黏液、泡沫影响,无法活检获取病理等不足,所以普通胶囊内镜目前多用于怀疑小肠疾病的诊断,其在胃和大肠的检查功能与胃肠镜相比并无优势,且价格相对昂贵,所以并不作为胃肠道常规检查。

对于不能耐受或不愿接受胃肠镜检查的患者,在排除消化道梗阻的情况下,可以考虑胶囊胃镜及胶囊结肠镜检查。

6.内镜微创手术 消化内镜除了能发现胃肠道早期病变,同样也能进行微创治疗。特别小的息肉可以通过活检钳直接镜下钳除;而大一些、深一些的不典型增生、上皮内瘤变以及局部早期癌变就需要用内镜黏膜下剥离术(ESD)或内镜黏膜切除术(EMR)治疗。

传统一些需要外科手术切除的胃肠病变,部分也能通过胃肠镜行微创手术,最大程度的保留胃肠道功能,明显减小了手术创伤、提高了患者的生活质量。

(八)肿瘤标志物

肿瘤标志物(TM)很多,但每个指标意义不同,适用于肿瘤类型也不同。下面对一些常见、通用的肿瘤标志物简要介绍。

1.癌胚抗原(CEA) CEA升高常见于大肠癌、胰腺癌、胃癌、乳腺癌、甲状腺髓样癌、肝癌、肺癌、卵巢癌、泌尿系肿瘤等。但吸烟、妊娠期和心血管疾病、糖尿病、肠道憩室炎、直肠息肉、结肠炎、胰腺炎、肝硬化、肝炎、肺部疾病等,15%～53%的患者血清CEA也会升高,所以CEA不是恶性肿瘤的特异性标志,在诊断上只有辅助价值。

大量临床实践证实,治疗前CEA浓度越低,说明病期越早,肿瘤转移、复发的可能越小,其生存时间越长;反之,CEA浓度越高说明病期较晚,难于切除,预后差。

正常参考值≤5纳克/毫升。

2.糖类抗原125(CA125) CA125最常见于上皮性卵巢肿瘤(浆液性肿瘤)患者的血清中,其诊断的敏感性较高,但特异性较差。黏液性卵巢肿瘤中不存在。80%的卵巢上皮性肿瘤患者血清CA125升高,但近半数的早期病例并不升高,故不单独用于卵巢上皮性癌的早期诊断。90%患者血清CA125与病程进展有关,故多用于病情检测和疗效评估。95%的健康成年妇女CA125的水平≤40单位/毫升,若升高至正常值的2倍以上应引起重视。各种恶性肿瘤引起的腹水中也可见 CA125 升高。CA125 升高也可见于多种妇科良性疾病,如卵巢囊肿、子宫内膜病、宫颈炎及子宫肌瘤、胃肠道癌、肝硬化、肝炎等。

正常参考值<35 单位/毫升。

3. 糖类抗原 15-3(CA15-3)　CA15-3 是乳腺癌的辅助诊断指标,但在乳腺癌早期敏感性不高。早期阳性率为 60%,转移性乳腺癌阳性率为 80% 。CA15-3 也是术后随访,监测肿瘤复发、转移的指标。增高:见于乳腺癌、肺癌、结肠癌、宫颈癌等。乳腺、卵巢等非恶性肿瘤阳性率一般低于 10% 。

正常参考值:≤25 单位/毫升。

4. 糖类抗原 19-9(CA19-9)　CA19-9 可作为胰腺癌、胆囊癌等恶性肿瘤的辅助诊断指标。胚胎期胎儿的胰腺、胆囊、肝、肠等组织存在这种抗原,正常人体组织中含量很低;在消化道恶性肿瘤,尤其是胰腺癌、结肠癌、胆囊癌病人血清中,CA19-9 含量明显增高,但早期诊断价值不大,主要作为病情监测和预示复发的指标。此外,对消化道疾病鉴别诊断(如胰腺癌与胰腺炎、胃癌与胃溃疡)亦有一定价值。增高:见于胰腺癌、胆囊癌、胃癌、结肠癌、肝癌等;急性胰腺炎、胆囊炎、肝炎等也有不同程度的升高。

正常参考值:≤37 单位/毫升。

5. 糖类抗原 50(CA50)　CA50 是一种非特异性的广谱肿瘤标志物,与 CA19-9 有一定的交叉抗原性,主要用于胰腺癌、结直肠癌、胃癌的辅助诊断,其中胰腺癌病人增高最明显。增高:见于胰腺癌(阳性率可达 87%)、结直肠癌、胃癌、肺癌、肝癌、卵巢癌、乳腺癌等恶性肿瘤;溃疡性结肠炎、肝硬化、黑色素瘤、淋巴瘤、自身免疫性疾病等也增高。

萎缩性胃炎是癌前高危期,萎缩性胃炎患者胃液 CA50 的浓度与正常人比较有显著改变。因此 CA50 可作为癌前诊断指标之一。

在胰腺炎、结肠炎和肺炎发病时，CA50 也会升高，但随炎症消除而下降。

正常参考值：0～20 单位/毫升。

6. 糖类抗原 242（CA242）　CA242 是一种新的肿瘤相关抗原，当消化道发生肿瘤时，其含量升高。对胰腺癌、结直肠癌有较高的敏感性与特异性，分别有 86% 和 62% 的阳性检出率，对肺癌、乳腺癌也有一定的阳性检出率。用于胰腺癌和良性肝胆疾病的鉴别诊断及预后，也用于结直肠癌病人术前、预后及复发鉴别。CEA 与 CA242 联合检测可提高敏感性，与单独采用 CEA 检测相比，对结肠癌可提高 40% ～70%，对直肠癌提高达到 47% ～62%。CEA 与 CA242 无相关性，具有独立的诊断价值，且二者之间具有互补性。

正常参考值：0～20 单位/毫升。

7. 神经元特异性烯醇化酶（NSE）　NSE 被认为是监测小细胞肺癌的首选标志物，60% ～80% 的小细胞肺癌患者 NSE 升高。小细胞肺癌患者首轮化疗后 24～72 小时内，由于肿瘤细胞的分解，NSE 呈一过性升高。因此，NSE 是监测小细胞肺癌疗效与病程的有效标志物，并能提供有价值的预后信息。NSE 也可作为神经母细胞瘤的标志物，对该病的早期诊断具有较高的临床应用价值。神经母细胞瘤患者的尿中 NSE 水平也有一定升高，治疗后血清 NSE 水平降至正常。血清 NSE 水平的测定对于神经母细胞瘤的监测疗效和预报复发均具有重要参考价值，比测定尿液中儿茶酚胺的代谢物更有意义。

另外对胺前体摄取脱羧细胞瘤、精原细胞瘤及其他脑肿瘤的诊断也有重要意义。

正常参考值：0～16.3 纳克/毫升。

8. 鳞状细胞癌抗原（SCC）　SCC 是一种特异性好而且是最早用于诊断鳞癌的肿瘤标志物。SCC 在正常的鳞状上皮细胞中抑制细胞凋亡和参与鳞状上皮层的分化,在肿瘤细胞中参与肿瘤的生长,它有助于所有鳞状上皮细胞起源癌的诊断和监测,例如:子宫颈癌、肺癌(非小细胞肺癌)、头颈部癌、食管癌、鼻咽癌以及外阴部鳞状细胞癌等。这些肿瘤患者血清中 SCC 升高,其浓度随病期的加重而增加。临床上用于监测这些肿瘤的疗效、复发、和转移以及评价预后。

原发性宫颈鳞癌敏感性为 44% ~ 69%;复发癌敏感性为 67% ~100%,特异性 90% ~96%;其血清学水平与肿瘤发展、侵犯程度及有否转移相关。50% 患者的 SCC 浓度升高先于临床诊断复发 2 ~5 个月,它可以作为独立风险因子加以应用。

辅助诊断肺鳞癌:肺鳞癌阳性率为 46.5%,其水平与肿瘤的进展程度相关,它配合 CA125、CYFRA21－1 和 CEA 联合检测可提高肺癌患者诊断的灵敏性。

食管鳞癌、鼻咽癌的预测:阳性率随病情发展而上升,对于晚期患者,其灵敏性可达 73%,联合检测 CYFRA21－1 和 SCC 可以提高检测的灵敏性。Ⅲ 期头颈部癌阳性率为 40%,Ⅳ 期时阳性率增至 60%。

其他鳞癌的诊断和监测:头颈癌、外阴癌、膀胱癌、肛管癌、皮肤癌等。

正常参考值:<1.5 微克/升。

9. 非小细胞肺癌相关抗原 21－1(CYFRA 21－1)   CYFRA 21－1 是非小细胞肺癌最有价值的血清肿瘤标志物,尤其对鳞状细胞癌患者的早期诊断、疗效观察、预后监测有重要意义。CYFRA 21－1 也可用于监测横纹肌浸润性膀胱癌的病程,特别是对预计膀胱癌的复发具有较大价值。

CYFRA 21－1 与良性肺部疾病(肺炎、结核、慢性支气管炎、支气管哮喘、肺气肿)的鉴别特异性也比较好。

正常参考值:0~3.3 纳克/毫升。

10. 胃泌素释放肽前体(ProGRP)　ProGRP 是一种新的小细胞肺癌标志物。ProGRP 是脑肠激素的一种,是小细胞肺癌增殖因子胃泌素释放肽的前体。

ProGRP 作为小细胞肺癌标志物有以下特点:①针对小细胞肺癌的特异性非常高;②较早期的病例有较高的阳性率;③健康者与患者血中浓度差异很大,因而检测的可靠性很高。

11. 糖类抗原 72-4(CA72-4)　CA72-4 是目前诊断胃癌的最佳肿瘤标志物之一,对胃癌具有较高的特异性,其敏感性可达30% ~80%,若与 CA19-9 及 CEA 联合检测可以监测 70% 以上的胃癌。CA72-4 水平与胃癌的分期有明显的相关性,一般在胃癌的Ⅲ ~Ⅳ期增高,对伴有转移的胃癌病人,CA72-4 的阳性率远远高于非转移者。在 70% 的复发病例中,CA72-4 浓度首先升高。与其他标志物相比,CA72-4 最主要的优势是其对良性病变的鉴别诊断有极高的特异性,在众多的良性胃病患者中,其检出率仅 0.7% 。

CA72-4 对其他胃肠道癌、乳腺癌、肺癌、卵巢癌也有不同程度的检出率。CA72-4 与 CA125 联合检测,作为诊断原发性及复发性卵巢肿瘤的标志物,特异性可达 100% 。

正常参考值:≤6.9 单位/毫升。

12. 甲胎蛋白(AFP)　AFP 正常≤20 纳克/毫升,无肝病活动、排除妊娠和生殖腺胚胎癌,≥400 纳克/毫升持续 1 月或 ≥200 纳克/毫升持续 2 月者,结合影像检查可诊断肝癌。肝硬化、肝炎患者中 AFP 也会升高,但一般不超过 300 纳克/毫升。

13. α-L-岩藻糖苷酶(AFU)　AFU 是对原发性肝细胞性肝癌检测的又一敏感、特异的新标志物,甚至优于 AFP。但是,血清 AFU活力测定在某些转移性肝癌、肺癌、乳腺癌、卵巢或子宫癌之间有一些重叠,甚至在某些非肿瘤性疾患如肝硬化、慢性肝炎和消化道出血等也有轻度升高,在使用 AFU 时应与 AFP 同时测定,可提高原发性肝癌的诊断率,有较好的互补作用。

正常参考值:0 ~ 40 单位/升。

14. 前列腺特异性抗原(PSA) PSA 是前列腺癌的特异性标志物,也是目前公认的唯一具有器官特异性的肿瘤标志物。血清 PSA 是检测和早期发现前列腺癌最重要的指标之一,也可用于高危人群前列腺癌的筛查与早期诊断。

正常参考值:≤4.4 纳克/毫升。

15. 游离前列腺特异性抗原(FPSA) 单项的血清总 PSA (TPSA)测定不能明确鉴别前列腺癌和良性前列腺增生,主要是因为在浓度 2 ~ 20 纳克/毫升范围内,两组病人有交叉。而 FPSA/TPSA 不受此因素及年龄的影响,通过 FPSA/TPSA 比值达到鉴别前列腺癌或良性前列腺增生的目的。前列腺癌患者的 FPSA/TPSA 比值明显偏低,良性前列腺增生患者的 FPSA/TPSA 比值显著增高。FPSA/TPSA 界限指定为 0.15,低于该值高度怀疑前列腺癌,明显优于 TPSA 单独测定。

正常参考值:≤1 纳克/毫升。

FPSA/TPSA:>0.15。

16. EB 病毒抗体(EBV-VCA) EB 病毒阳性、鼻咽癌家族史、鼻咽癌的高发区、身体免疫力低下,都可能是患鼻咽癌的高危因素。EBV-VCA 阳性者患鼻咽癌的机会比阴性者大得多。

17. 肿瘤相关物质(TSGF) 肿瘤相关物质联合检测(原名恶性肿瘤特异性生长因子)是一种可以简便快速地用于恶性肿瘤早期辅助诊断的新型的肿瘤标志物,它是由几种小分子的肿瘤标志物组合在一起合称为 TSGF。由于 TSGF 含量在肿瘤早期血清中明显升高,这一特性使其成为广谱恶性肿瘤早期辅助诊断的理想指标。

TSGF 在疗效观察方面有重要价值,治疗过程中可根据 TSGF

的检测结果及时调整治疗方案,以期达到最佳治疗效果。

部分急性炎症(肝炎、肺炎等),自身免疫性疾病如系统性红斑狼疮、类风湿等疾病可产生交叉反应,引起假阳性。晚期癌症患者TSGF含量可能低于临界值。

正常参考值:<64单位/毫升为阴性。

18. 铁蛋白(SF)　SF升高可见于下列肿瘤:急性白血病、霍奇金病、肺癌、结肠癌、肝癌和前列腺癌。检测铁蛋白对肝脏转移性肿瘤有诊断价值,76%的肝转移病人铁蛋白含量高于400微克/升。当肝癌时,AFP测定值较低的情况下,可用铁蛋白测定值补充,以提高诊断率。在色素沉着、炎症、肝炎时铁蛋白也会升高。升高的原因可能是由于细胞坏死,红细胞生成被阻断或肿瘤组织中合成增多。

正常参考值:男性,22~322微克/升;女性,13~150微克/升。

19. β_2-微球蛋(β_2-MG)　β_2-MG是恶性肿瘤的辅助标志物,也是一些肿瘤细胞上的肿瘤相关抗原。在恶性血液病或其他实质性肿瘤中,突变细胞合成和分泌β_2-MG,可使病人血清中浓度显著上升,在淋巴系统肿瘤如慢性淋巴细胞白血病、淋巴细胞肉瘤、多发性骨髓瘤等中尤为明显,在肺癌、乳腺癌、胃肠癌及子宫颈癌等中也可见增高。由于在肿瘤早期,血清β_2-MG可明显高于正常值,故有助于鉴别良、恶性肿瘤。恶性疾病时β_2-MG在腹水中与血清中的比例大于1.3时,即考虑为癌性腹水的表现。

脑脊液中β_2-MG的检测对脑膜白血病的诊断有特别的意义。

正常参考值:1.58~3.55微克/毫升。

20. 胰胚胎抗原(POA)　POA是胰腺癌的又一新型、敏感、特异的新标志物,胰腺癌的POA的阳性率为95%,其血清含量大于20单位/毫升,当肝癌、大肠癌、胃癌等恶性肿瘤时也会使POA升高,但阳性率较低。

正常参考值:0~7单位/毫升。

21. 前列腺酸性磷酸酶(PAP) 血清 PAP 升高,是前列腺癌诊断、分期、疗效观察及预后的重要指标。前列腺炎和前列腺增生 PAP 也有一定程度的增高。

22. 人附睾蛋白4(HE4) HE4 对于卵巢癌单项特异性、敏感性、准确性较高,由于 CA125 对浆液性卵巢癌的敏感性高于黏液性,联合检测更敏感。

23. 核基质蛋白-22(NMP-22) NMP-22 对膀胱癌诊断的敏感性为 70%,特异性 78.5%。用于浸润性膀胱癌诊断的敏感性为 100%。

24. 人绒毛促性腺激素(HCG) 肿瘤患者,一般检测 β 亚单位——β-HCG。HCG 是男性睾丸肿瘤和女性恶性滋养细胞肿瘤(葡萄胎、侵袭性葡萄胎、绒毛膜癌)最基本的标志物。

25. 内皮细胞特异分子-1(ESM-1) ESM-1 正常<37.0 纳克/毫升,结直肠癌敏感性 90.91%、特异性 95%,随 TNM 分期升高而上升。

26. 特异性组织多肽抗原(TPS) TPS 广泛分布于机体正常组织细胞中,含量极低,当细胞处于增殖分裂期时,其含量升高。恶性肿瘤细胞增殖异常活跃,细胞产生分泌大量 TPS,患者血清 TPS 浓度明显升高,因此 TPS 可作为恶性肿瘤标志物。而血清中 TPS 含量高低是衡量肿瘤细胞分裂和增殖活性的较为特异性的指标,对于肿瘤的早期诊断、复发以及转移和评价预后都有一定的临床价值。

消化系统肿瘤早期筛查和干预

2022 年,《癌症科学进展》(JNCC)发布了中国最新癌症报告,其中:肺癌、直肠癌、胃癌、肝癌和乳腺癌居我国新发癌症的前 5 位;肺癌、肝癌、胃癌、结直肠癌和食管癌是癌症死亡的前 5 位。无论新发还是死亡,消化系统肿瘤都占据半壁江山。

中国工程院院士、国家消化疾病临床医学研究中心主任、国家消化系统早癌防治中心联盟李兆申指出,消化系统肿瘤可以通过有效的筛查早期被发现,从而进行有效的诊治,为患者赢得生命保障,提高生存率,改善预后,减少医疗费用和经济负担。

胃癌的预后与诊治时机密切相关,早期胃癌的5年生存率高达90%以上,而Ⅲ、Ⅳ期胃癌低于20%,因此,早期发现胃癌对提高胃癌患者生存率、降低死亡率具有重要意义。由于胃癌早期往往缺乏症状,大多于例行检查时发现,筛查就成为发现早期胃癌的重要途径。

结直肠癌Ⅰ/Ⅱ期患者的5年生存率平均可以达到90%,Ⅲ期患者71%,如果Ⅳ期才确诊,患者5年生存率将降至14%。而在中国,发现的结直肠癌Ⅰ期患者比例在10%左右。韩国的结直肠癌5年存活率,从56.2%提升至2019年的74.3%。美国的结直肠癌患者总体5年相对生存了由44%提高到了目前的66%。在新加坡,这一比例为61%。以色列和澳大利亚的结直肠癌的5年存活率超过70%。虽然中国患者的5年生存率也达到了57%左右,但中国人群基数大,筛查普及率2019年仅为16.4%,而美国已经达到60.1%。中国结直肠癌的预防与治疗跟欧美的差别还是明显的。

以上数据说明,早期筛查干预对于降低消化系统肿瘤的发病率和死亡率至关重要。美韩及西方国家这一数字更高主要原因是实施了结直肠癌筛查计划,早期结直肠癌患者比例更高。中国癌症筛查的普及率太低,特别在农村和城镇,临床上结直肠癌病人还是以晚期患者为多。

在癌症里有三级预防的概念:病因预防(一级预防),早诊、早治(二级预防),临床病例的处置(三级预防)。分析发现,一级预防起到35%的作用,二级预防起到53%的作用,医生天天做的手术、放化疗及靶向免疫治疗占比不到 12%。因此,癌症专家强调,提高治愈率和长期生存率的关键应重点抓一、二级预防,推动早期筛查。临床治疗无法实现降低发病率、死亡率。

上海市重大服务项目曾对 400 万 50 岁以上人进行结直肠癌筛查,但是在全国还没有普遍开展。为了提高结直肠癌的 5 年生存率,必须从国家层面进行筛查的推广。政府和各种协会积极推广筛查普查与早诊早治,是真正减少结直肠癌的最主要的两条手段。如果政府能够提供资金的话,推广也会更加顺利。

(一)食管癌筛查与早诊早治

食管癌是威胁我国居民生命健康的主要恶性肿瘤之一,主要分为食管鳞状细胞癌和食管腺癌,在我国以食管鳞癌为主。根据世界卫生组织数据显示,2020 年我国食管癌新发病例和死亡病例分别占全球食管癌发病与死亡的 53.70% 和 55.35%,严重威胁我国居民生命健康。

1. 食管癌相关危险因素和保护因素

(1)特定的饮食是食管癌的危险因素:如腌制食品、饮食不规律、霉变食品、喜烫食、高盐饮食、进餐速度快和酸菜均会增加食管癌的发病风险。

(2)遗传是食管癌的危险因素。

(3)饮酒是食管癌的危险因素。

(4)吸烟是食管癌的危险因素。

(5)某些饮食是食管癌的危险因素。

膳食纤维、蔬菜和水果摄入高者分别可使食管鳞癌发病风险降低。

2. 食管癌高风险人群年龄≥45 岁,且符合以下任意一项者

(1)长期居住于食管癌高发地区。

(2)一级亲属中有食管癌疾病史。

（3）患有食管癌前疾病或癌前病变。

（4）有吸烟、饮酒、热烫饮食等生活和饮食习惯。

3. 食管癌高风险人群筛查的推荐起止年龄　推荐食管癌高风险人群筛查起始年龄为 45 岁，至 75 岁或预期寿命<5 年时终止筛查。

4. 食管癌筛查和早期诊断方法　①推荐使用食管新型细胞收集器进行 Barrett 食管筛查。②推荐使用食管新型细胞收集器进行内镜前食管癌初筛。③胃镜检查。

5. 食管癌筛查人群与筛查间隔

（1）推荐我国食管癌高风险人群每 5 年进行 1 次内镜检查。

（2）推荐低级别上皮内瘤变者每 1~3 年进行 1 次内镜检查。

（3）推荐低级别上皮内瘤变合并内镜下高危因素或病变长径>1 厘米者每年接受 1 次内镜检查，持续 5 年。

（4）推荐无异型增生的 Barrett 食管患者，每隔 3~5 年进行 1 次内镜检查。

（5）推荐低级别上皮内瘤变的 Barrett 食管患者，每隔 1~3 年进行 1 次内镜检查。

6. 食管早期癌和癌前病变

（1）食管早期癌指病灶局限于黏膜层的食管浸润性癌，无论有无区域淋巴结转移。

（2）食管癌前病变包括食管鳞状上皮细胞异型增生和 Barrett 食管异型增生。

7. 食管癌早期治疗方法

◆推荐早期食管癌内镜治疗前通过超声内镜检查评估病变范围、分期以及浸润深度。

◆对于符合内镜下切除的绝对和相对适应证的早期食管癌患者，推荐进行内镜下切除，首选内镜黏膜下剥离术（ESD）；病变长径

≤10 毫米时,如果能保证整块切除,也可以考虑内镜下黏膜切除术(EMR)治疗。

◆对采用 EMR 切除后的早期食管腺癌患者,推荐在 EMR 切除后进行消融治疗,提高治愈率、降低食管狭窄与穿孔的发生率。

◆内镜射频消融术(RFA)可用于治疗局限于黏膜固有层以内的食管鳞癌。因病灶过长、近环周等原因难以整块切除或患者不耐受内镜切除术时可考虑内镜下 RFA。⑤对于病变浸润深度达到黏膜下层(>200 微米)的 T_1b 期食管癌患者,有淋巴结或血管侵犯,肿瘤低分化($\geq G_3$),应行食管切除术,拒绝手术或手术不耐受者可行同步放化疗。

(二)胃癌筛查与早诊早治

胃癌是威胁我国居民生命健康的主要恶性肿瘤之一。胃癌患者的生存时间与其临床诊断发现的早晚密切相关。胃癌早期症状不明显,多数患者在确诊时已处于中晚期,即使是接受手术治疗的患者,其 5 年生存率仍低于30%,而早期病例经过及时治疗 5 年生存率可达90%以上。开展胃癌筛查可显著提高人群胃癌早期病变检出率,改善患者预后,大幅度提高患者生存率。

1. 胃癌高风险人群年龄≥45 岁,且符合下列任一条件者

(1)长期居住于胃癌高发区。

(2)胃幽门螺杆菌(HP)感染。

(3)既往患有慢性萎缩性胃炎、胃溃疡、胃息肉、手术后残胃、肥厚性胃炎、恶性贫血等胃癌前疾病。

(4)一级亲属有胃癌病史。

(5)存在胃癌其他高危因素(高盐、腌制饮食、吸烟、重度饮酒等)。

2. 胃癌相关危险因素和保护因素

(1)危险因素:①幽门螺杆菌(HP)感染是胃癌的危险因素。

②长期高盐饮食、烟熏煎炸食品、红肉与加工肉的摄入及不良饮食习惯是胃癌的危险因素。③吸烟是胃癌的危险因素。④重度饮酒是胃癌的危险因素。⑤一级亲属胃癌家族史是胃癌的危险因素。

（2）保护因素：足量摄入蔬菜、水果是胃癌的保护因素。

3. 胃早期癌和癌前病变

（1）早期胃癌指癌组织仅局限于黏膜层及黏膜下层，不论是否有区域性淋巴结转移。

（2）胃癌前病变指已证实与胃癌发生密切相关的病理学变化，即胃黏膜上皮内瘤变。根据病变程度，分为低级别上皮内瘤变（LGIN）和高级别上皮内瘤变（HGIN）。

4. 胃癌筛查和检测方法

（1）HP 感染检测

◆推荐在胃癌高发地区人群进行 HP 感染检测筛查。

◆推荐首选尿素呼气试验进行 HP 的检测，血清 HP 抗体检测和粪便抗原检测作为尿素呼气试验的辅助诊断措施。

（2）胃癌其他生物标志物筛查

◆不建议将血清胃蛋白酶原（PG）检测单独用于胃癌筛查。

◆不建议将血清胃泌素-17 检测单独用于胃癌筛查。

◆不建议将血清胃癌相关抗原 MG7-Ag 检测单独用于胃癌筛查。

◆胃蛋白酶原、血清胃泌素-17、胃癌相关抗原 MG7-Ag 和血清幽门螺杆菌抗体联合检测提高阳性率，配合评分系统或许有利于胃癌的精准筛查，但需要考虑经济效益问题。

（三）肝癌筛查

肝癌是我国常见的恶性肿瘤之一，肝癌患者 5 年生存率仍然仅为12.1%，如何进一步有效降低我国肝癌疾病负担，仍是我国公共卫生和慢性病防控领域亟待解决的重大问题。

1. 肝癌高风险人群符合以下条件之一者

（1）各种原因（包括酒精性肝病、非酒精性脂肪性肝病）所致的肝硬化患者。

（2）乙肝病毒（HBV）或（和）丙肝病毒（HCV）慢性感染且年龄≥40 岁者。

2. 肝癌高风险人群监测的起止年龄

（1）我国肝癌高风险人群推荐监测起始年龄为 40 岁,74 岁或预期寿命<5 年时终止。

（2）肝硬化患者的肝癌监测起止年龄不限。

3. 肝癌筛查常用技术

◆超声联合 AFP 检测仍是最广泛采用的肝癌筛查技术。

◆CT 与 MRI,特别是增强 CT 与增强 MRI 是筛查异常人群进行进一步诊断的首选技术。

4. 肝癌监测方案的间隔时间　采用 US 或 US 联合 AFP 检测,以每 6 个月或 6 ~ 12 个月为间隔的肝癌监测方案,能提高肝癌高风险人群的早期肝癌检出率和生存率,可以降低肝癌死亡率。

5. 肝癌的癌前病变

◆肝癌癌前病变包括低级别不典型增生结节（LGDN）、高级别不典型增生结节（HGDN）和 β-catenin 高表达的肝细胞腺瘤。

◆在肝硬化基础上出现的不典型增生结节,尤其是 HGDN 具有非常高的恶变风险。

（四）胰腺癌筛查

胰腺癌是一种恶性程度极高的消化系统肿瘤,5 年生存率约为 10%。从胰腺发生病变开始到发展为转移性胰腺癌需要近 20 年的时间,这为胰腺癌的早期筛查提供了足够的时间窗。

1. 胰腺癌早期筛查的目标人群　①具有胰腺癌家族史的个体。②新发糖尿病。③慢性胰腺炎病史。④胰腺囊性肿瘤,包括黏液性囊性肿瘤(MCN)、实性假乳头状肿瘤(SPN)、囊性神经内分泌肿瘤(cNET)、胰腺导管内乳头状黏液瘤(IPMN)。

2. 胰腺癌早期筛查的起始年龄

(1)有胰腺癌家族史的个体推荐胰腺癌起始筛查年龄为50岁或比最年轻的受累血亲年轻10岁。

(2)50岁以上新发糖尿病患者,若出现不明原因的体重减轻和(或)短期内血糖波动范围较大的患者中。

(3)有遗传性胰腺癌高危风险的个体,一经诊断,应开始接受胰腺癌早期筛查。

(4)慢性胰腺炎患者推荐胰腺癌起始筛查年龄为40岁。

(5)胰腺导管内乳头状黏液瘤患者诊断明确后,推荐开始接受胰腺癌早期筛查。

3. 胰腺癌高危人群的随访间隔时间

◆在没有胰腺异常,或无报警征象的情况下,对满足筛查条件的遗传性胰腺癌高危个体、新发糖尿病患者、慢性胰腺炎患者的监测间隔时间为12个月。

◆若存在实性病变直径<10毫米或可疑实性病变;主胰管直径5.0~9.9毫米;无明显病变情况下主胰管局限性狭窄或扩张≥6毫米等报警征象,则监测间隔时间为3~6个月。

◆对于胰腺导管内乳头状黏液瘤患者,在没有报警征象的情况下随访间隔时间取决于肿瘤大小,肿瘤直径<2厘米者随访间隔时间为12个月,直径2~3厘米者随访间隔时间为6个月。

◆若出现新发糖尿病,胰腺导管内乳头状黏液瘤所致的复发性胰腺炎,囊性肿瘤直径≥3厘米,增强的壁结节直径<5毫米,囊壁增厚强化,主胰管直径为5.0~9.9毫米,主胰管直径改变伴远端胰腺萎缩,血清CA19-9升高,囊性肿瘤增长速率>5毫米/2年和淋巴结肿大,则筛查间隔应缩短为3~6个月,同时报警征象为相对手术指征,可以经多学科讨论后,结合患者意愿,必要时择期手术切除。

4.胰腺癌高危人群筛查项目

◆初次检测使用空腹血糖和(或)糖化血红蛋白(HbAlc)+血清 CA19-9 联合 MRI、EUS 或 CT 检测。

◆随访中定期检测空腹血糖和(或)HbAlc+血清 CA19-9,并交替使用 MRI、EUS 或 CT 检测。

◆在随访监测中若发现胰腺实性病变或有报警征象的胰腺囊性肿瘤,建议采用内镜超声引导下细针穿刺抽吸术(EUS-FNA)。

5.胰腺癌高危人群的生活习惯　建议患者戒烟、戒酒,均衡健康饮食,并适度进行体育锻炼,避免肥胖。

(五)结直肠癌筛查与早诊早治

结直肠癌是威胁我国居民生命健康的主要癌症之一,造成了严重的社会负担。如何有效地降低我国结直肠癌疾病负担是亟待解决的重大公共卫生问题。

结直肠癌的发生发展大多遵循"腺瘤—癌"序列,从癌前病变进展到癌一般需要 5～10 年的时间,为疾病的早期诊断和临床干预提供了重要时间窗口。此外,结直肠癌的预后与诊断分期紧密相关。Ⅰ期结直肠癌的 5 年相对生存率为 90%,而发生远处转移的Ⅳ期结直肠癌 5 年相对生存率仅为 14%。结直肠癌筛查和早诊早治可以有效降低结直肠癌的死亡率。

1.结直肠癌相关危险因素　①结直肠癌家族史。②炎症性肠病。③红肉和加工肉类摄入。④糖尿病。⑤肥胖。⑥吸烟。⑦大量饮酒。

2.结直肠癌早期癌和癌前病变

◆结直肠早期癌指癌细胞局限于黏膜固有层以内或穿透结直肠黏膜肌层浸润至黏膜下层,但未累及固有肌层。

◆结直肠癌前病变包括腺瘤性息肉、锯齿状息肉及息肉病(腺瘤性息肉病以及非腺瘤性息肉病）。

3. 结直肠癌高风险人群　①一级亲属具有结直肠癌病史（包括非遗传性结直肠癌家族史和遗传性结直肠癌家族史）；②本人具有结直肠癌病史；③本人具有肠道腺瘤病史；④本人患有 8～10 年长期不愈的炎性肠病；⑤本人粪便潜血试验阳性。

4. 散发性结直肠癌高危人群　应综合个体年龄、性别、体重指数等基本信息，结直肠癌家族史、肠息肉等疾病史以及吸烟、饮酒等多种危险因素来进行综合判定。可结合粪便潜血试验和其他实验室检查结果，并结合适用人群实际情况，考虑纳入风险等级较高的其他因素，以最终确定结直肠癌高危人群的判定标准。

5. 一般人群筛查起止年龄

（1）一般人群 40 岁起接受结直肠癌风险评估，推荐评估为中低风险的人群在 50～75 岁接受结直肠癌筛查，推荐评估结果为高风险的人群在 40～75 岁起接受结直肠癌筛查。

（2）如 1 个及以上一级亲属罹患结直肠癌，推荐接受结直肠癌筛查的起始年龄为 40 岁或比一级亲属中最年轻患者提前 10 岁。

6. 结直肠癌筛查工具的选择

◆结肠镜是结直肠癌筛查的"金标准"。

◆粪便免疫组化检测（FIT）适用于结直肠癌筛查，其对结直肠癌诊断灵敏性较高，但对癌前病变灵敏性有限。

◆乙状结肠镜可用于结直肠癌筛查，其对远端结直肠癌的灵敏性、特异性均较高。

◆结肠 CT 成像技术在特定条件下可用于结直肠癌筛查，对结直肠癌和癌前病变具有一定的筛检能力。

◆多靶点粪便 FIT-DNA 检测在特定条件下可用于结直肠癌筛查，其对结直肠癌和癌前病变也具有一定的筛检能力。

7. 结直肠癌筛查工具的筛查周期　①每 5～10 年进行 1 次高

质量结肠镜检查;②每年进行 1 次 FIT 检查;③每 3 ~ 5 年进行 1 次乙状结肠镜检查;④每 5 年进行 1 次结肠 CT 成像技术检查;⑤每 3 年进行 1 次多靶点粪便 FIT-DNA 检测。

8.早期结直肠癌及癌前病变治疗手段

(1)对直径 5 毫米以下的微小病变,推荐使用圈套器切除术;尚可考虑使用活检钳钳除术。

(2)对直径 6 ~ 9 毫米的小型病变,推荐使用圈套器切除术尤其是冷圈套器切除术;此外尚可考虑内镜黏膜切除术(EMR)对难以切除的病变进行处理。

(3)对直径大于 10 毫米隆起型病变,推荐根据其蒂部特征选用合适的圈套器切除术进行处理。

(4)对可一次性完全切除的平坦型以及一部分 Is 型病变,推荐使用 EMR 治疗。原则上 EMR 可一次性整块切除的病变最大直径不超过 20 毫米。

(5)对于最大直径超过 20 毫米的难以使用 EMR 行一次性完全切除的病变、抬举征阴性的病变以及大于 10 毫米的 EMR 残留或治疗后复发再次行 EMR 治疗困难的病变,推荐使用内镜黏膜下层剥离术(ESD)进行处理。当 ESD 确实因技术难度大难以开展时,对最大直径超过 20 毫米的病变可以考虑使用分块 EMR 技术(EPMR)。

消化系统癌前疾病和癌前病变

某些疾病(或者病变)虽然本身不是恶性肿瘤,但具有发展为恶性肿瘤的潜能,是癌症发生的危险因素,增加发生相应恶性肿瘤的风险,这些疾病或病变称为癌前疾病或癌前病变。

当然,癌前疾病(或病变)并不是一定会发展为癌症。癌前疾病一般都是良性疾病,如果不及时治疗,则可能发展为癌症。癌症的产生和发展是一个缓慢的过程,大多数癌前疾病发展成癌症,需要数年甚至数十年的时间。

经久不愈的口腔溃疡,自身的免疫力降低时,则可能发展为口腔癌。

食管、口腔黏膜白斑,黏膜的鳞状上皮过度增生和过度角化,并出现一定的异型性。肉眼上呈白色斑块,故称白斑。如长期不愈就有可能转变为鳞状细胞癌。

反流性食管炎、食管真菌性感染、食管憩室也是食管癌的高危疾病。

慢性萎缩性胃炎、胃溃疡、胃幽门螺杆菌感染等都是胃癌的癌前疾病。

结肠、直肠的腺瘤性息肉、溃疡性结肠炎、克罗恩病均可发生癌变。家族性多发性息肉,更易发生癌变。

病毒性肝炎、酒精性肝炎是肝癌的最主要诱因。

慢性胰腺炎、长期胆囊结石也是胰腺癌高危因素。

总之,由癌前疾病到癌前病变,最主要的病理过程是慢性炎症刺激,诱发正常细胞化生、间变,最后不典型增生直至癌变。正常细胞到癌细胞过程中,至少需要 5~10 年甚至更长时间演变。在这个过程中,早期筛查发现高危因素,发现不典型增生,甚至早期癌,规范的干预措施完全可以阻断癌症形成并治愈癌症。

(一)胃幽门螺杆菌感染

世界上可能有超过一半的人存在幽门螺杆菌感染。多数人不会因幽门螺杆菌感染而生病,因此,很多人不会意识到自己感染了幽门螺杆菌。幽门螺杆菌一般位于胃的幽门部和小肠相连,世界卫生组织已经将幽门螺杆菌列为 1 类致癌物。我国胃癌病人占全球胃癌的一半以上,我国每年新发胃癌中 60% 合并幽门螺杆菌感染。

幽门螺杆菌要生存,首先要有适合生存的环境。

幽门螺杆菌生活在胃的幽门部位,需要偏碱性环境。由于胃内是酸性环境,它需要自己创造一个碱性环境。首先它能够分解肌酐、尿素为氨气,一方面提供生存所需 C 和 N 元素,另一方面氨气和盐酸反应生成 NH_4^+ 可以维持其赖以生活的碱性环境。其次幽门螺杆菌可以时不时刺激幽门括约肌松弛,让肠液反流到胃内。由于肠液是碱性的,可以中和胃酸,从而维持幽门部位的碱性环境。

幽门螺杆菌感染最常见的传播途径是消化道传染,主要通过口口传播、粪口传播和水源的途径来进行传播,特别是在家族内容易呈现家族聚集性。可以通过直接接触唾液、呕吐物或粪便在人群中传播,也可能是通过受污染的食物或水传播。幽门螺杆菌感染通常出现在儿童时期。

1. 临床症状及并发症　大多数幽门螺杆菌感染患者不会有任何的体征或症状表现,部分人群会出现:腹部疼痛、恶心、食欲减退、经常打嗝、腹胀、口臭、体重减轻等。

与幽门螺杆菌感染有关的疾病包括胃炎、胃溃疡、胃癌、恶性淋巴瘤。另外还可以引起严重的痤疮、酒糟鼻、湿疹等。

2. 诊断

◆口服 ^{13}C 或 ^{14}C 标记的尿素胶囊后,收集受试者服药后呼出的气体检测。

◆幽门螺杆菌可以随着胃黏膜上皮细胞的快速更新而脱落,随粪便排出,因此可以通过粪便检测幽门螺杆菌。

◆特殊情况下,可以通过消化道内镜采集胃黏膜样本进行活检。

3. 预防幽门螺杆菌

◆使用公筷、公勺和实行分餐制,包括家庭内部成员也要分餐,用公筷公勺。切断传播途径,阻断疾病传播。

◆幽门螺杆菌可在牙菌斑和龋齿上生长繁殖,所以要认真刷牙。饭前便后洗手,保持清洁水源,坚持不喝生水、不生吃达不到生吃要求的蔬菜或未洗净的瓜果非常重要。

◆不要口对口喂食,咀嚼后喂食,亲吻婴儿口唇,或用大人的餐具、吸管等喂食婴幼儿。

◆对于接受过胃部手术、有过胃病或亲属中有过胃癌的人,应该进行幽门螺杆菌的筛查,幽门螺杆菌感染高发地区也要定期检查。

◆绿茶、西蓝花、益生菌、中医中药有助于预防和治疗幽门螺杆菌。

4. 治疗　常用四联疗法,质子泵抑制剂+铋剂+两种抗生素,这些药物连续吃 14 天,可以起到根除幽门螺杆菌的作用,是之前常用的一种疗法。抗生素会产生一定的耐药性,所以从患者的耐药性不良反应等各个方面来进行考虑传统的疗法,根除率只可以占到 60% ~ 85% 。

(二)慢性萎缩性胃炎

慢性萎缩性胃炎和胃癌的关系明确,多年的萎缩性胃炎较常发生胃癌,其发生率约 10% 。临床上,60% ~ 80% 的胃癌患者有胃酸缺乏,而胃酸缺乏者较正常人的胃癌发生率高 4 ~ 5 倍,53% ~ 97% 的胃癌患者同时伴有萎缩性胃炎。

慢性萎缩性胃炎临床表现仅为上腹饱胀、嗳气、胃纳减退等消化不良症状,有时因胃内因子遭到破坏,维生素 B_{12} 吸收不良可致贫血。

内镜检查及活检是确诊慢性萎缩性胃炎的唯一手段。

萎缩性胃炎的病变广泛,其组织类型多为肠型上皮。胃黏膜肠上皮化生好发于胃窦和胃小弯,胃底和胃大弯少见。胃癌的好发部位和肠上皮化生部位一样,胃窦和胃小弯多见。更直接的证据是病理学检查找到了肠上皮化生——从上皮呈不典型性增生到癌变的全过程。

在慢性胃炎中占 10%~30%合并胃黏膜腺体的萎缩、变性、减少或消失及相应的再生、增生与肠化生,可以伴或不伴炎症细胞的浸润。本病的突出变化为肠上皮化生,小肠各种上皮皆可出现于病变处的胃黏膜,严重时,胃腺的特异性上皮皆为化生上皮所取代。致癌因素长期存在,胃黏膜从化生到不典型增生,最后直至癌变。

(三)脂肪肝

脂肪肝不是亚健康,而是一种慢性疾病。

中国有近 4 亿脂肪肝患者。30 年前发病率只有 13% 左右,到了今天,中国成人脂肪肝的患病率已经到了 33% 以上。目前,脂肪肝已经取代病毒性肝炎成为我国第一大慢性肝病。

即使是无症状的单纯性脂肪肝也不是亚健康状态,而是一种慢性疾病。脂肪肝能导致肝炎、肝硬化、肝癌、肝功能衰竭。一个脂肪肝患者,作为肝移植的供体也是不合格的。

脂肪肝分为酒精性脂肪肝和非酒精性脂肪肝,我国 85%~90% 的脂肪肝都是非酒精性脂肪肝。大多数酒精性脂肪肝同时也与肥胖、糖尿病等代谢功能障碍相关,即混合性脂肪肝。

脂肪肝与高血压、糖尿病等慢性疾病一样,也是一种不良生活方式病。《中国脂肪肝防治指南(科普版)》明确指出,不良生活方式催生了脂肪肝。现代化的工作和居家环境,多坐少动的生活方式,高脂肪、高热量的膳食结构,含糖饮料和零食,经常熬夜、睡眠时间不足等,都与非酒精性脂肪肝的发生密切相关。

因此,脂肪肝是肥胖、糖尿病、代谢综合征等全身性疾病累及肝脏的一种病理改变,脂肪肝的影响也不局限在肝脏。

脂肪肝会提高代谢综合征和 2 型糖尿病的发病风险,会影响糖尿病患者的血糖控制效果,它还会增加心脑血管病及慢性肾脏病的发病风险。当脂肪肝发生肝纤维化,合并肥胖、糖尿病、代谢综合征时,还会增加多种恶性肿瘤的发病风险。

虽然非酒精性脂肪肝患者的发展缓慢,但患者在出现血清转氨酶升高,肝损伤前,通常先出现血压、血脂、血糖和尿酸升高;在发生肝硬化之前,通常已经发生动脉粥样硬化性心脑血管疾病;在发生肝细胞癌之前,通常已经发生结直肠腺瘤或腺癌。

即使脂肪肝患者能成功逃过心脑血管疾病和肝外恶性肿瘤的致命威胁,在 70 岁左右时,也会面临肝硬化和肝细胞癌的发病风险。

随着肥胖症的全球化流行,儿童脂肪肝也越来越常见,超重和肥胖儿童脂肪肝的患病率分别高达 17% 和 50% 左右。如果不加干预,脂肪肝患儿在进入成年期后会很快并发高血压、糖尿病、心脑血管疾病和肝硬化。

脂肪肝的防治是一个长期过程,与其他慢性疾病的防治一样,改变不良生活方式、健康饮食及适当运动同等重要。但是如果不能从源头上解决热量过剩和酒精滥用问题,在治疗上单纯针对肝脏炎症损伤、纤维化等某一发病机制的药物,难以治愈脂肪肝及其伴随疾病。

从单纯性脂肪肝到脂肪肝炎,再到肝纤维化、肝硬化,乃至肝癌、肝功能衰竭,虽然是一个递进过程,但也有 35% ~ 40% 的脂肪肝相关肝癌,跳过了肝硬化阶段直接进展为肝癌。

(四)口腔黏膜白斑

口腔黏膜白斑是由于口腔黏膜上皮过度的角化或上皮层肥厚使黏膜局部颜色变白。但是不典型增生、原位癌甚至早期浸润癌也可以使局部上皮层肥厚和角化亢进,并表现为灰白色斑块,而使临床认为是白斑。唇黏膜白斑的癌变率据称为 28%。食管黏膜白斑很少见。

（五）息肉病变

息肉是最常见的消化道黏膜病变,胃和大肠都会出现,尤以大肠为多。包括非肿瘤性息肉和腺瘤性息肉。非肿瘤性息肉包括炎性息肉、增生性息肉、幼年性息肉等,这些息肉体积较小、带有长蒂,多属于良性,且不易癌变。而腺瘤性息肉包括管状腺瘤性息肉、绒毛状腺瘤性息肉、混合腺瘤性息肉以及家族性息肉。

其中,管状腺瘤的癌变率<5%;管状绒毛状腺瘤癌变率为23%;而绒毛状腺瘤的癌变率高达 30% ~ 70%;而家族性息肉病,其癌变率几乎 100%,40 岁前就可以癌变。

内镜下发现这些息肉,一旦出现下列情况,考虑恶变。

◆短期内生长迅速的息肉应警惕其癌变,尤其是直径大于 2 厘米的息肉,应将其当作恶性来看待。

◆组织学属于腺瘤型的息肉易癌变,属炎症型的则恶变较少。

◆某些有遗传倾向的息肉,如家族性结肠息肉等容易癌变。

◆多发性息肉癌变的概率增加。

即便良性息肉,在理论上只要有足够的时间,息肉终究有一天会癌变。

（六）家族性息肉病

家族性息肉是一种遗传病,属于常染色体显性遗传。患者的子代约 1/2 可患本病。本病在青年期即出现症状(血便),其后 10 ~ 15 年即可发生结肠癌,所以结肠癌的发病年龄比一般人早 20 年左右。

家族性息肉为多发性,常集中于降结肠和升结肠,呈数以百计、无蒂或有蒂的腺瘤性结节突出于结肠黏膜,大小自数毫米到数厘米不等。病理上多为腺瘤性息肉,上皮常有不同程度的不典型性增生。

因为每一个息肉都有癌变的可能,所以本病的癌变率极高。据统计,初诊时手术切除的结肠标本中,63.1%的病例息肉已有癌变。因此,如果患者活到足够的年龄,每一病例都不可避免地要发生癌变。

(七)大肠息肉

大肠息肉泛指肠黏膜表面向肠腔突出的隆起性病变,其中70%以上为腺瘤性息肉。临床上80%～95%的大肠癌(包括直肠癌、结肠癌)是由大肠腺瘤性息肉演变而来的

大肠息肉的高发年龄是50岁以后,但三十几岁的人也可发病,尤其是有家族史的,或者是家族性遗传性息肉病的。超过50岁,几乎一半的人都长有这个定时炸弹。

大肠息肉主要包括炎性息肉和腺瘤性息肉。前者由肠道增生性炎症引起,几乎不恶变;而腺瘤性息肉恶变的概率较炎性息肉高,属癌前病变。其中管状腺瘤的癌变率最低;绒毛状腺瘤的癌变率最高,是管状腺瘤的10倍以上;混合状腺瘤癌变率介于管状腺瘤与绒毛状腺瘤之间。

大肠息肉要演变为肠癌,需要5～15年的时间,平均需要10年左右。55岁以后是结直肠癌的高发年龄段,因此,最好40岁之前做一次肠镜检查,发现后必须要在它癌变之前切掉。

有消化道肿瘤家族史、肥胖、久坐、不良生活方式的高危人群,更要提前到30岁左右做第一次肠镜检查。这个时候,它往往还是一个良性的息肉,在肠镜下就可以轻松切除。

大肠息肉切除后就可以"一劳永逸"吗?答案当然是"不"!因为即使切除了息肉,环境没改变,遗传因素不会改变,所以仍然有复发的可能。因此,即使切除息肉后,也要定期复查。

(八)胃息肉

胃镜检查约有1%～5%的人群发现有胃息肉,其中约80%为炎性或增生性息肉,20%为腺瘤性息肉。前者癌变率低,后者癌变

率则高达 25% ~ 50%！

胃息肉的发生与我们不良的生活方式有关。长期喜食辛辣生冷或硬的食物、剩饭菜和腌制食品、饥一顿饱一顿、吸烟、嗜酒等。感染幽门螺杆菌后容易诱发炎性、增生性息肉,大约 40% 的人在根除幽门螺杆菌后息肉会缩小或消失。

胃息肉多出现在 50 岁以上的人群,推荐对 50 岁以上人群进行大便潜血和胃镜检查。即便胃息肉切除后,最好每 1 ~ 2 年也要复查胃镜。

(九)胆囊息肉

胆囊息肉分为真性息肉和假性息肉。假性息肉也就是胆固醇性息肉,喜欢组团出现,直径大多小于 1 厘米,只是胆固醇结晶,基本没有恶变可能。而真性息肉包括胆囊腺瘤、腺肌瘤、炎性息肉和腺瘤样增生 4 类,其中胆囊腺瘤是最危险的,虽发病仅占胆囊息肉的 4% 左右,但癌变率约 30% 。

建议 40 岁以上人群每年进行腹部 B 超筛查。没有高危因素,息肉小于 1 厘米,年龄小于 50 岁的患者 3 ~ 6 个月复查 1 次 B 超。如息肉持续稳定,可改为 1 年复查 1 次 B 超。

消化系统常见癌症

消化系统癌症主要包括食管癌、胃癌、肝癌、结直肠癌、胰腺癌、胆囊癌、胆管癌、口腔癌等。其中食管癌、胃癌、肝癌、结直肠癌,无论在新发肿瘤患者中,还是在肿瘤死亡病人中,都占到 50% 以上,而其发现大都是晚期,生存时间短,生活质量差。如果通过筛查健康体检发现的早期癌症,治疗后 90% 以上都能够达到临床治愈。同时单纯生活方式的改变,就可以降低一半的消化系统肿瘤的发病率。

（一）食管癌

食管癌是常见的消化道肿瘤,我国是世界上食管癌高发地区之一。食管癌典型的症状为进行性吞咽困难,先是难咽干性食物,继而是半流质食物,最后水和唾液也不能咽下。

1. 食管癌的好发部位

◆食管上段:发病率较低,易累及周围脏器,不易手术,治疗较困难。

◆食管中段:发病率较高,占所有食管癌的 40% ~ 50% ,手术治疗较容易。

◆食管下段:发病率仅次于中段,手术治疗较容易。

食管癌的上、中、下 3 个好发部位,与食管的 3 个狭窄位置相对应。在 3 个狭窄处,因为食管异物滞留,长期刺激作用容易发生恶变。相当于距离中切牙 15 厘米、25 厘米和 40 厘米。

临床上发现,除全身因素外,食管中、上段癌多与进食热饭和饮酒关系密切,而食管下段癌多和胃食管反流有关。食管癌筛查时,询问体检人群的生活习惯,更有针对性。

2. 食管癌的发病因素

◆化学病因,主要为亚硝胺。这类化合物及其前体分布很广,可在体内、外形成,致癌性强。在高发区的膳食、饮水、酸菜,甚至病人的唾液中,测亚硝酸盐含量均远较低发区为高。

◆生物性病因,真菌。在某些高发区的粮食中、食管癌病人的上消化道中或切除的食管癌标本上,均能分离出多种真菌,其中某些真菌有致癌作用。有些真菌能促使亚硝胺及其前体的形成,更促进癌肿的发生。

◆缺乏某些微量元素,如钼、铁、锌、氟、硒等,在粮食、蔬菜、饮水中含量偏低。

◆缺乏维生素,缺乏维生素 A、维生素 B_2、维生素 C 及动物蛋白、新鲜蔬菜、水果摄入不足,是食管癌高发区的一个共同特点。

◆烟、酒、热食、热饮、口腔不洁等因素,长期饮烈性酒、嗜好吸烟,食物过硬、过热、进食过快,引起慢性刺激、炎症、创伤或口腔不洁、龋齿等均可能与食管癌的发生有关。

◆食管癌遗传易感因素。

3.针对食管癌高危因素的预防

◆改变不良饮食习惯,不吃霉变食物,少吃或不吃腌制蔬菜。

◆改良水质,减少饮水中亚硝酸盐含量。

◆推广微量元素肥料,纠正土壤缺钼等微量元素状况。

◆干预癌前病变,以阻断癌变过程。积极治疗食管炎、食管黏膜白斑、贲门失弛缓症、食管憩室等与食管癌发生相关的慢性疾病。

◆易感人群监视,普及防癌知识,提高防癌意识。

(二)胃癌

根据中国国家癌症中心最新统计数据,我国胃癌的发病率在所有肿瘤发病率占第 2 位,男性发病率约为女性的 2 倍。胃癌的死亡率在所有恶性肿瘤中排名第 3 位。《中国肿瘤登记年报》统计,我国每年新增胃癌超过40 万,占到全球胃癌新发病人总数的 42%,其中 30 岁以下新发胃癌患者占所有胃癌的 7.6%。而且发病年龄越轻,胃癌的恶性程度越高。

胃黏膜上皮癌变是一个渐进的过程,常经历多年持续的癌前变化,胃黏膜屏障完整性遭受破坏的前提下,致癌物与胃黏膜长期直接接触,从胃黏膜慢性炎症开始,遵循"慢性胃炎—慢性萎缩性胃炎—肠上皮化生—异型增生—胃黏膜癌变"这个模式。这个过程可能需要几年到几十年不等,但是一旦确诊胃癌,从早期发展到晚期也就几个月。把握住癌前病变之前的每一个节点,就能够阻止胃病到胃癌的进程。

胃癌的预后与诊治时机密切相关,早期胃癌预后良好,5 年生存率可达84%～99%；而进展期胃癌即使接受外科手术治疗,5年生存率仍低于30%。因此,胃癌的早期诊断是决定患者预后的关键。日本及韩国早期胃癌检出病例占全部胃癌的70%,而中国和西方国家的早期胃癌检出病例不到20%。因此胃癌的早防、早治以及高危人群的筛查成为国内癌症防控的当务之急。

目前胃癌常用筛查方法主要包括血清学、胃液、粪便及内镜检查等。其中,内镜检查及内镜下黏膜组织活检,也是胃癌诊断的金标准,可明显提高早期胃癌的诊断准确率。尤其近年染色内镜和放大内镜、超声内镜、激光共聚焦显微内镜、荧光内镜和胶囊内镜的发展应用,将早期胃癌的诊断提前到癌前病变期。

随着内镜技术的不断发展,早期胃癌的治疗也从传统开腹手术转化为内镜下的各种微创手术。早期胃癌,包括癌前病变及原位癌,都可以通过内镜黏膜切除术(EMR)或内镜黏膜下剥离术(ESD)进行镜下治疗,二者均具有很高的手术切除率和较低的复发率。早期胃癌患者行内镜下切除治疗,术后5年总体生存率可达97%,其远期疗效与外科手术相当,但患者损伤更小,生活质量更高。

因此,对胃癌高危人群进行早期筛查及早诊、早治具有重要意义。目前胃癌常用筛查方法主要包括血常规、大便潜血、肿瘤标志物、胃液及内镜检查等。

1.最需注意的4类胃癌癌前病变

(1)胃炎(肠化生、重度不典型增生):胃黏膜萎缩和肠化生是胃癌发生的独立危险因素,因此将胃黏膜萎缩和肠化生归类为癌前状态。萎缩性胃炎容易造成2种类型的增生,一种是肠上皮化生(肠化);另外一种是不典型增生。与胃癌风险关系更密切的是胃内肠化生分布范围和严重程度,累及贲门、胃小弯或弥漫分布的肠化生,相比局限胃窦的肠化生,有着更高的癌变风险。因此重度弥漫性不典型增生和肠上皮化生是胃癌癌前病变最为常见的 2 种情况。胃黏膜萎缩合并肠化生者,胃癌发生率约为 0.25%。

肠化生在普通人群中较常见,随访策略取决于胃黏膜萎缩程度和范围。胃黏膜单一部位的肠化生患者,特别是内镜检查已排除严重萎缩性胃炎者,多数情况下该类患者无需进行监测。局限于胃窦、伴有肠化生的轻中度萎缩性胃炎患者可每 2~3 年复查胃镜。单一黏膜部位肠化生伴胃癌家族史,或存在顽固性幽门螺杆菌相关胃炎的患者,可考虑 3 年内复查胃镜。累及全胃的重度萎缩性胃炎伴肠化生患者,则建议每年复查高清染色放大胃镜。

(2)胃溃疡:所谓溃疡就是胃部烂了一块,这块溃疡在不断地修复过程中容易发生癌变。大概有 2% 的胃溃疡患者会转变成胃癌。因此,直径大于 2 厘米的胃溃疡如果反复发作,不能够愈合,建议尽快手术切除。胃溃疡是一种慢性疾病,溃疡通常是单发,呈圆形或椭圆形,直径为 0.5~2 厘米,很少超过 3 厘米,溃疡边缘整齐,状如刀切,底部通常穿越黏膜下层,深达肌层甚至浆肌层,黏膜下层至肌层完全被侵蚀破坏,代之以肉芽组织及瘢痕组织,溃疡底部由表层向深部依次可分为 4 层:①渗出层;②坏死层;③肉芽组织层;④瘢痕组织层,胃溃疡 2%~5% 可发生恶突。

根据溃疡发生部位的不同,分为 4 种。

Ⅰ型:小弯溃疡,位于小弯侧胃切迹附近,多见于胃窦黏膜和胃体黏膜交界处,常为低胃酸分泌,约占胃溃疡80%。

Ⅱ型:胃十二指肠复合性溃疡,常先发生十二指肠溃疡,继发胃溃疡,为高胃酸分泌,易合并出血,病情顽固,占5%~10%。

Ⅲ型:幽门前及幽门管溃疡,通常为高胃酸分泌,内科治疗易复发。

Ⅳ型:高位胃溃疡,位于胃上部 1/3,距食管胃连接处 4 厘米内,在 2 厘米以内者称"近贲门溃疡",低胃酸分泌,易发出血和穿孔。

可见胃溃疡以小弯溃疡最为多见,尤其是胃窦小弯,有的较大溃疡可发生于小弯上部以至贲门区,在胃底和大弯侧十分罕见。因此胃镜发现的胃底、胃大弯的溃疡一定要引起足够重视,大部分为癌症。

(3)胃息肉:胃息肉的发生有很多因素,包括家族遗传、胃黏膜长期的慢性炎症刺激、顽固性幽门螺杆菌感染、长期服用质子泵抑制剂(如奥美拉唑等)、不良的生活习惯(吸烟、饮酒、高脂低纤维饮食)等。

胃息肉的病理分型比较复杂,但其病理分型与癌变风险密切相关。发现息肉,应取活检送病理检查以明确息肉的病理类型。

1)胃底腺息肉,有些可能与长期口服奥美拉唑等质子泵抑制剂类药物有关,其发生癌变概率不到1%。直径<1厘米的息肉在患者停用质子泵抑制剂一段时间后可能会消失;直径≥1厘米,通常建议内镜下切除。

2)增生性息肉,通常与幽门螺杆菌、萎缩性胃炎等长期慢性炎症有关,有一定的癌变风险,但癌变率也是比较低的,发展为癌前病变的概率为5%～19%。约40%的增生性息肉在根除幽门螺杆菌后会消退,直径≥1厘米者癌变风险有所增加,多数指南推荐直径>0.5厘米者都需要内镜下切除。

3)腺瘤性息肉,此息肉为高危息肉,特别是直径>2厘米、病理为绒毛状腺瘤者,癌变率可达40%。腺瘤性息肉可能跟幽门螺杆菌感染、萎缩性胃炎、肠化生相关,最好进行内镜下切除,术后每年定期胃镜复查,随访3～5年。但是,腺瘤性息肉在胃息肉所占比例较低,大多数胃息肉是癌变风险比较低的胃底腺息肉或增生性息肉,且部分息肉可能在治疗胃炎或根除幽门螺杆菌后就消失了。

胃息肉的预防,除了遗传因素外,其余形成胃息肉的因素我们都可以预防,包括:①养成良好的生活和饮食习惯。②戒烟戒酒,规律饮食,避免辛辣刺激、高脂饮食;避免暴饮暴食,多吃富含新鲜的应季水果蔬菜等。③治疗胆汁反流、幽门螺杆菌感染等。④严禁滥用健胃药物,特别是长期使用抑制胃酸分泌的质子泵抑制剂,如奥美拉唑、兰索拉唑等。

(4)肠胃切除史:因为术后的残胃紧接着肠道,肠道内的胰液、胆汁、肠液经常返回到残胃上,时间长了很容易发生残胃炎。残胃炎超过 5 年就更容易引起癌变。

2. 胃癌的预防

◆改变不良饮食习惯,不暴饮暴食,避免食用硬、粗和过烫的食物。

◆养成良好的饮食习惯,按时就餐,多吃新鲜蔬菜、瓜果、玉米等食品,增加新鲜肉、鱼、蛋、牛奶及各种大豆制品的食用。

◆少食熏腌等含盐较多的食品,减少食盐的食用量。

◆不吸烟,少饮烈性酒,情绪开朗、乐观、不生闷气,尤其吃饭时要避免生气。

◆积极治疗胃溃疡、萎缩性胃炎,根除幽门螺杆菌感染。

◆加强对高发区及高发人群胃癌普查。

(三)大肠癌

中老年人的癌症已悄悄"盯"上 30 多岁的年轻人。

大肠癌是世界范围内最常见的恶性肿瘤之一,中国大肠癌的发病率居恶性肿瘤发病谱的第 3 位,仅次于肺癌和胃癌。死亡率居第 5 位,居肺癌、肝癌、胃癌和食管癌之后。中国 40 ~ 74 岁的人群中,约 1.2 亿人属于大肠癌的高危人群,30 ~ 74 岁的高危人群中,大肠腺瘤性息肉的发现率高达 6.1% 。

令人忧心的是,这一中老年人多发的癌症,已悄悄"盯"上 30 多岁的年轻人。《中国大肠癌流行病学及其预防和筛查白皮书》中指出,我国大肠癌的发病率和死亡率从 30 岁开始上升,40～45 岁后上升迅速,75～80 岁达到高峰。但临床上也不乏 30 岁以下的年轻人患大肠癌的例子。目前,我国大肠癌早期确诊的比例仅为 5%～10%,约 70% 的大肠癌患者被发现时已是中晚期。

大肠癌分为结肠癌和直肠癌两种。从发病率看,大城市明显高于小城镇和农村。在大城市中,体力活动少的人群发病率又高于体力强度大的人群。高脂肪高蛋白饮食、运动减少、环境污染和不良嗜好均与大肠癌的发病密切相关。吃得越好、越精细,越容易得大肠癌。

大肠癌和大多数癌症一样,早期往往没有特别明显典型的临床症状,一旦出现相关症状往往病情已经进入晚期,大多数早期大肠癌是通过体检筛查发现的。

大肠癌的发生发展过程较长,从增生性病变到腺瘤、癌变超过 10 年以上的过程,因此给了我们预防的机会。筛查和早诊、早治是预防大肠癌的最主要方法。早期诊断从癌上来讲 90% 都可以治愈。因此,在所有消化系统的肿瘤中,结直肠癌可以说是最能"防"和最好"治"的肿瘤。通过早期筛查,可以明显降低大肠癌的发病率。

常用的大肠癌筛查项目包括大便潜血、血常规和肠镜。

除常规筛查项目外,一种新型的无创的粪便 miRNA 检测,可以早期发现结直肠癌及癌前病变。该方法通过检测粪便样本中结直肠病变微生物来判断是否有结直肠病变,操作方便,而且属于非侵入性肠癌检测手段,能够在结直肠癌的早诊、早筛过程中能发挥积极的作用,无需特殊设备,无需限制饮食,无创、检出率高,相对费用较高。

大肠癌的治疗还是以手术为主的综合治疗,手术后根据病情可配合化疗、放疗、靶向治疗和中医中药治疗。目前每一种治疗方法都不能单独达到完全根治。必须在化疗参与的前提下,联合手术、放疗、靶向、免疫治疗的综合治疗。

大肠癌的筛查模式有两种:自然人群筛查和机会性筛查。

1. 自然人群筛查　是以年龄为条件进行的大规模筛查。目前认为,年龄大于45周岁的人群的肠癌的发病率急剧上升。自然人群筛查宜采用初筛获得高危人群,继而进行结肠镜检查的方法。该方法不但能检查出早期肠癌,降低患者死亡率,还可以通过筛查发现如腺瘤性息肉、血吸虫性结肠炎和慢性溃疡性结肠炎等癌前期病变,降低人群大肠癌的发病率。

初筛符合下列4条中任一条者,即为肠癌高危人群:①大便潜血阳性;②一级亲属有肠癌病史;③本人有肠道腺瘤史;④本人有癌症史。

或初筛符合下列6项中的2项者,亦为肠癌高危人群:①慢性腹泻;②慢性便秘;③黏液血便;④慢性阑尾炎或有阑尾切除史;⑤慢性胆囊炎或胆囊切除;⑥抑郁病史。

2. 机会性筛查　是以个体为单位的临床筛查模式,可以由医生根据就诊患者的危险水平进行筛查,主要在门诊进行。

大肠癌筛查方法主要有:直肠指检、粪便检查、结肠镜检查等。

(1)直肠指检:简单易行。从总体来看,我国肠癌患者中直肠癌患者仍居多数,而直肠癌患者中75%属于直肠指检可及的范围。即使直肠指检未扪及肿瘤,但指套染有血性粪便仍是重要的阳性发现。

(2)粪便检查:粪便检查中脱落细胞检查仍需深入研究;粪便潜血试验成本较低,适合大规模人群筛查,需进一步实施诊断性检查。

(3)结肠镜检查:是目前灵敏性最高的检查方法,并可进行病灶的病理组织活检及治疗,但其属于侵入性操作,部分患者依从性差。

(四)肝癌

全球新增肝癌一半在中国。中国的肝癌不但发病率高,而且死亡率也高。2020 年全球肝癌新发病例为 905 677 例,中国占了45.3%。目前,我国肝癌是恶性肿瘤发病率第 5 位,死亡率第 2 位的癌症。原发性肝癌,乙肝病毒感染是"元凶",导致肝癌患者"一人三病"。

中国肝癌病因不同于西方国家,我国肝癌主要是乙肝病毒感染引起,大部分肝细胞癌都合并肝炎、肝硬化,87% 的肝细胞癌患者乙肝表面抗原阳性,而且大多数肝癌发现的时候都是中晚期,失去了手术切除的机会。中晚期肝癌的治疗效果比较差。

肝癌的病因有很多,包括微量元素、乙型肝炎病毒、丙型肝炎病毒、黄曲霉素、饮水污染、酒精、肝硬化、性激素、亚硝酸铵类等多种发病因素。在中国,乙肝病毒感染是最主要的原因。长期乙肝感染下,部分患者最终走向"肝炎—肝硬化—肝癌"三部曲。

预防肝癌,首先要预防乙肝病毒感染。预防乙肝感染最关键的手段是疫苗的接种。我国自 1992 年起全民免费接种乙肝疫苗,使我国乙肝携带者的数量从过去 1.2 亿下降到 8 000 多万。另外,感染乙肝病毒的,要进行合理的抗病毒治疗,最大限度地抑制、清除肝炎病毒,降低肝癌风险,但要避免过度治疗,以免加快肝硬化的进程。

对肝癌高危人群进行定期筛查和监测,是能够达到早期发现、早期诊断和早期治疗,也是提高肝癌治疗疗效的关键。因此筛查是提高肝癌疗效的重中之重,但不同人群的筛查方案不一样。对于不同人群的肝癌风险进行分级,匹配不同筛查方案。通过社区、医院一体化筛查模式,做到应筛尽筛,应治早治。

肝癌低危人群:慢性肝病早期及稳定期,包括慢性乙肝病毒携带状态、单纯性脂肪肝、典型遗传性代谢性肝病等,建议每年进行1次常规筛查。

肝癌中危人群:慢性肝病活动期,主要是年龄大于30岁,慢性乙肝、丙型肝炎,非酒精性肝炎、酒精性肝炎、自身免疫性肝炎、原发性胆汁性胆管炎或肝豆状核变性等慢性肝病活动期,建议每6个月进行1次常规筛查。

肝癌高危人群:各种原因的肝硬化,慢性乙型、丙型肝炎,特别是40岁以上的男性,50岁以上的女性,有肝癌家族史等其他协同高危因素,常规筛查频率为每3~6个月,每6~12个月加强筛查。

肝癌极高危人群:影像学检查发现有不典型占位性病变(包括低级别再生结节和高级别再生结节,有时高级别再生结节就是小肝癌),血清AFP超过20纳克/毫升,建议常规筛查每3个月1次,加强筛查每6个月1次。

常规筛查主要采用腹部超声及血清甲胎蛋白(AFP)。

对于腹部超声发现肝内≤1厘米的结节,每3个月复查1次,结节增长>1厘米或伴AFP>20纳克/毫升,应启动肝癌加强筛查流程,CT或MRI增强检查。肝癌诊断主要靠影像检查,不要轻易做肝穿刺活检。如影像学检查难以确定结节性质,考虑诊断性肝穿刺活组织学检查。

肝癌诊断,有无肝炎是一个非常重要的判断依据。其次还有甲胎蛋白这个肿瘤标志物,它的超标意味着肝细胞癌的产生。

肝癌的诊断最重要的依据还是影像学的检查。影像学检查不但能够定性,而且能够定位,因为定位对于外科手术切除、治疗方案的制定是非常重要的。在众多的影像检查方法里面,磁共振比CT和超声更加精准,能够提供更多的诊断信息。

目前,我国肝癌的防治策略重点主要放在3个方面:①病因预防,主要为乙肝病毒感染。做好新生儿的乙肝疫苗接种。②针对就诊时大部分中晚期肝癌,开展早诊、早治,对高危人群定期筛查。③针对中晚期肝癌治疗效果差的情况,需要整合治疗,建立以外科为主导的肝癌多学科整合治疗体系。

需要强调一点,在肝癌的手术切除或消融治疗等根治性治疗之前,都必须进行磁共振检查。因为磁共振可以发现几个毫米的微小病灶,大大减少漏诊,提高了诊断的精确性。

(五)胰腺癌

胰腺癌是一种恶性程度很高,诊断和治疗都很困难的消化系统恶性肿瘤,其发病率和死亡率近年来明显上升。5 年生存率<1%,是预后最差的恶性肿瘤之一。因为胰腺癌早期的确诊率不高,手术死亡率较高,而治愈率很低。

胰腺癌的病因尚不十分清楚。与吸烟、饮酒、高脂肪和高蛋白饮食、过量饮用咖啡、环境污染及遗传因素相关。研究发现,糖尿病病人和慢性胰腺炎病人与胰腺癌的发病存在一定关系。

胰腺癌最常见的临床症状是腹痛、黄疸和腹部包块。可合并消瘦、乏力、食欲减退等全身症状。

一般情况下 B 超、CA19-9、CEA 可作为筛选性检查,一旦怀疑胰腺癌,CT 检查是必要的。病人有黄疸而且比较严重,经 CT 检查后不能确定诊断时,可选择 ERCP 和 PTCD 检查。如置管引流成功,对严重黄疸患者可延迟手术 1～2 周。MRI 对胰腺癌的诊断价值并不优于 CT。对已确诊为胰腺癌但又无法判断能否手术切除时,选择血管造影和(或)腹腔镜检查是有临床意义的。

不能手术切除,也没有姑息手术指征的胰腺癌或壶腹周围癌患者,拟行化疗和放疗时,行细针穿刺获取细胞学检查是必要的。有手术切除可能的患者一般不行此检查。因为穿刺活检有可能导致癌细胞在腹腔内的播散。

胰腺癌的预防,特别是关于胰腺癌的早期发现、早期诊断,应做好以下几方面的工作。

1.一级预防　目前,对胰腺癌的预防尚缺乏特异性预防措施。主要包括戒烟、限酒;提倡低脂肪、低蛋白质、高纤维素和高维生素饮食;要减少咖啡的消耗量,尤其要避免饮用去咖啡因咖啡。减少环境致病因素;减少或防止糖尿病、慢性胰腺炎和胆石症相关性疾病发生。

2.高危人群筛查　这是一个非常困难的问题,因为病人既没有特异的症状,也没有特异的体征,全凭医生的高度警惕,医生要做"有心人"。

3.知识普及　普及防癌知识,进行定期的例行体格检查,开展二级预防。

4.二级预防

(1)早期诊断:对40岁以上正常人群普查可以早期发现胰腺癌。普查手段目前可依靠CA19-9和彩超。CA19-9特异性和敏感性高,胰腺癌的阳性率可达90%以上,配合超声,可以发现早期胰腺癌。对高危对象应综合应用B超、ERCP、MRI选择性腹腔动脉造影甚至癌基因检测。

(2)早期治疗:手术是目前治疗早期胰腺癌的主要方法,与此同时,应积极采用中西医综合治疗。

第四篇　临床随笔

中国人吃出了一半的消化道肿瘤

柴米油盐酱醋茶,都和"吃"有关系。我们一直在为"吃"而奔波。以前时条件差,担心吃不饱、吃不好,天阴下雨没有柴火烧,饭都煮不熟。现在做饭不成问题,吃饱吃好也不成问题,反倒要为吃出的三高症、吃出的心脑血管疾病和癌症去担忧,想尽办法治疗吃出的毛病。

2022 年,《癌症科学进展(JNCC)》发布了中国最新癌症报告,其中:新发癌症前 5 位分别是肺癌、直肠癌、胃癌、肝癌和乳腺癌;癌症死亡前 5 位分别是肺癌、肝癌、胃癌、结直肠癌和食管癌。男性新发癌症前 5 位分别是肺癌、肝癌、胃癌、结直肠癌和食管癌;男性癌症死亡前 5 位分别是肺癌、肝癌、胃癌、食管癌和结直肠癌。女性新发癌症前 5 位分别是乳腺癌、肺癌、结直肠癌、甲状腺癌和胃癌;女性癌症死亡前五位的癌种分别是,肺癌、胃癌、肝癌、结直肠癌和乳腺癌。数据报告表明,无论男女,无论新发癌症病人还是癌症死亡病人,消化道肿瘤都占全部癌症的半壁江山。

2022 年,国际期刊《胃肠病学》对我国 1991 年以来 12 个省市的 27 000 多人的健康营养数据进行了 20 年间跟踪分析,研究发现:饮食因素与肿瘤关系最密切。我国 59.8% 的胃癌、56.5% 的结直肠癌、48.5% 的食管癌和 35.2% 的肝癌都是由不当的饮食习惯所导致的,并且由饮食所诱发的消化道癌症数仍处于上升之中。

肥胖是肿瘤的高危因素。由饮食导致的肥胖在中国人群中直线上升,其中以年轻人和农村人口最为显著。

加工肉类和红肉同样是消化道肿瘤的高危因素。加工肉类已经被列为1类致癌物,红肉则被列为了2A类致癌物。近二十年,城镇居民的红肉消费量增长了约40%,加工肉类消费量也增长了30%,农村居民的消费量更是翻了一番。

文章最后指出,如果不良的饮食习惯没有额外的干预措施,到2031年中国将有120万例新发胃肠道肿瘤;如果中国人群都遵循健康饮食习惯,可以减少52.1%的胃肠道癌症。

"民以食为天"。吃不仅是维持生命的最基本的行为,也是我们健康生活的物质保障。为此《中国居民膳食指南》提出健康饮食八原则:

食物多样,合理搭配;吃动平衡,健康体重。

少盐少油,控糖限酒;规律进餐,足量饮水。

会烹会选,会看标签;公筷分餐,杜绝浪费。

多吃蔬果、奶类、全谷、大豆;适量吃鱼、禽、蛋、瘦肉。

按照《中国居民膳食指南》八原则要求,我们应从平衡膳食、饮食卫生、三餐规律、科学饮水和食品选购、烹饪上下功夫,让"吃"变得科学、合理,从而实现营养均衡,预防慢性病的发生,让健康状态更持久。

远离癌症,从关注消化健康开始

在泌阳县人民医院消化道肿瘤免费筛查社会实践活动时,听到最多的问题是,不愁吃,不愁穿,为什么现在这么多病? 为什么癌症这么多?

疾病多发,癌症高发,确实是目前我们面对的最大健康问题。

科技进步,检查手段先进是一方面;生活条件变好,寿命延长也是一方面。随着寿命增加,包括癌症在内的多种疾病发病率逐渐升高尚能说得过去,是自然规律的话,那疾病年轻化又该如何解答?

《自然》杂志上一篇美国布里格姆荷妇科医院和哈佛大学2022年的一项研究发现,1990年以后出生的人,相比1970年出生的人更有可能在50岁之前得癌。这意味年轻人将要比他们之前几代人更易受癌症沉重负担的拖累。其实20世纪70年代出生的,和父辈比起来,身体素质也远不如他们。中国几千年的农耕文化,沿袭下来的是"五谷为养",也就是稻米为主食。"朱门酒肉臭",肉食是富人的专利,庄户人家来客人了或过年过节了杀只鸡、杀头猪,才能够尝到腥荤。因此几千年来,我们的胃肠道适应的是五谷杂粮、瓜果蔬菜,肠道微生物当然也是以五谷杂粮为主食的的肠道微江湖。

过去人的寿命短,营养不良是主因。20世纪80年代后,物质生活极大丰富,东西文化生活方式的融合,西式饮食文化影响逐渐扩大。短期内胃肠道微生物无法适应饮食结构的改变,旧的平衡被打破,益生菌优势地位不再,有害菌的增加,对应的是疾病的增加。因此,现在人们生活的改善,延长人的寿命同时,营养过剩、不健康的饮食习惯诱发的各种慢性疾病便是对人类的警醒。至少在从五谷为主到肉食丰富过程中,胃肠道还没有调整到能够适应现代饮食的变化。这不仅中国,西方国家也如此,只不过他们更多的是食品工业化所致。

食品工业化后,中国现在也如此。为了满足"胃",人造的形、色、味俱佳的商品琳琅满架。比如添加剂,专家科普的添加剂只要在剂量要求的范围内都是安全的。一瓶饮料,一根烤肠,一只雪糕……几种、十几种、二十几种添加剂混在一起,即便单个是安全的,二十几种混合在一块他们之间发生什么反应?吃进肚里再发生什么变化?只有身体知道!饮食简单点,品味自然香,享受自然甜,酸甜苦辣,从食物中寻求,肠道更能够接受。如今"健康"不应再是一种被动接受的营销,而应是一种回归日常的正确生活方式,健康饮食才是健康的根本保障。

谈"癌"色变不如科学防癌,药补不如食补。吃的健康,胃肠道才能健康。只有在胃肠道健康的前提下,谈论运动、养生、长寿才有意义。关注胃肠道,关注身体健康。

病从口入

"病从口入"最早出自晋朝傅玄的《口铭》:"病从口入,祸从口出"。朱丹溪在《格致余论》中言道:"因纵口味,五味之过,疾病蜂起。"由此可见"饮食之欲,于身尤切"。

生活中我们感受最深的"病从口入"是食物不好容易出现腹泻。其实,国内56.5%的结直肠癌、59.8%的胃癌、48.5%的食管癌和35.2%的肝癌是由不当的饮食习惯所导致的,因此中国人吃出了一半的消化系统肿瘤,并且由饮食所诱发的癌症数仍处于上升之中。

现代生活中,消化系统肿瘤只是我们看到的"病从口入"的结果,"病从口入"导致肿瘤发生真正的原因,却是我们看不到的微生物——肠道菌群失调!

健康人群肠道微生物组的多样性和功能丰富,益生菌占优势,组织上的微生物组密度较低而且都是非致病性的;而癌症病人则与之截然相反,免疫功能低下,肠道微生物组多样性和功能均非常差,肠道和组织都出现了大量的致病微生物。近年来,有多种细菌被发现通过改变肠道微生物平衡进而促进大肠癌的发病。

口腔是捍卫一个人整体健康的"哨兵",口腔疾病并非总是停留在口腔。口腔内细菌进入胃肠道,引起急性胃肠炎,进入其他器官,引起其他器官疾病。

具核梭杆菌本身是一种定植于口腔中的细菌,属于有害菌。原本从口腔到肠道,物理距离非常远,路途中又有胃酸和胆汁作为化学障碍,形成"口腔-肠道屏障"。但是身体出现问题了,胃肠功能失调,比如胆汁反流、萎缩性胃炎等导致胃酸降低,具核梭杆菌从口腔跑到肠道并成为优势菌。通过炎症反应刺激正常肠道黏膜上皮增生进而形成不典型细胞。通过抑制免疫细胞对癌细胞的监视直接促进结直肠癌细胞的形成与发展,甚至还能促进肿瘤对化疗耐药。与健康人相比,结直肠癌患者的肿瘤组织和粪便中普遍存在具核梭杆菌的细胞核,而正常人群观测不到。

因此无论是健康人群还是已经得病的患者,我们最应该关心的是如何做来改善肠道菌群。人们总认为最简单的途径是服用益生菌,但是临床证据似乎提示服用这些益生菌并未带来任何显著的健康益处,尤其是在健康个体中。因此,预防"病从口入",改善饮食方式,仍是目前最安全、最有效的干预方式。

饮食的改变可以快速改变肠道微生物组的组成。饮食干预后5天内,肠道微生物组就会发生显著变化。特别是富含膳食纤维、益生元和多酚的这类食物,而多吃动物肉类、甜味剂和含有防腐剂的食品对肠道益生菌危害较大。甜味剂和乳化剂会导致拟杆菌和疣微菌等益生菌的减少,促炎类变形菌增多。

膳食纤维是一种多糖,既不被胃肠道消化吸收,也不产生能量,但是肠道微生物以此为食物,并产生如短链脂肪酸等小分子物质促进身体代谢。过低的膳食纤维摄入会导致脂肪酸的生产减少,进而让肠道微生物组转而使用其他营养物质,从而产生可能对肠道有害的代谢产物。美国肠道计划推荐人们每周食用超过30种的植物,才能保证拥有最健康、最多样的肠道菌群。

多酚大量存在于各种各样的食物中,例如五颜六色的水果、蔬菜、药草、种子、谷物、咖啡、茶、可可和葡萄酒中。酚类化合物及其代谢产物通过调节肠道微生物平衡,降低甘油三酯、C 反应蛋白和致病性的梭菌数量而有助于胃肠道健康。

现在已经证实了每天每多摄入 100 克红肉或 50 克加工肉,肠癌风险就会增加 15% ~ 20%。食用植物蛋白会增加肠道短链脂肪酸水平,进而促进肠道微生物组向好的方向发展;动物肉类的食用增加,拟杆菌、另枝菌和嗜胆菌等有害菌增加,进而让肠道微生物组向着不好的方向发展。

生于食,病也于食,死也于食。合理、科学、卫生的饮食习惯是身体健康的基础,也是不生病、长寿的关键。

茶趣

喝茶也是一门学问。

我国茶叶品种众多,根据制作工艺和发酵程度的顺序,可分为绿茶、白茶、黄茶、青茶、红茶、黑茶 6 大茶类。未发酵的是绿茶,轻发酵的是白茶、黄茶,半发酵的是乌龙茶,全发酵的是红茶,还有后发酵的黑茶、普洱茶。

绿茶主要含有各种简单酚类,青茶含有丰富的有机酸,红茶的胺类成分尤其富集,白茶有各种大分子的酯类,黑茶中有高浓度的茶皂苷,而黄茶中的黄酮丰富度出乎意料的高。

茶,可减肥,助消化,去油腻;可除口臭,防龋齿;可降血脂,降血压,保护心脑血管;可以抗氧化,防癌。

茶,顺五行。天有五行,人有五脏,地有五色。白、黄、黑、红、绿 5 种茶对应肺、脾、肾、心、肝五脏,暗合金、土、水、火、木五行。五行、五脏、五色环环相扣,形成了一个完整的茶养生环。

茶,分四时。天气热的时候喝杯绿茶,消暑清爽;下雨天,喝杯红茶,温润舒适;天气冷的时候,煮一壶浓茶,醇厚养胃。夏天喝龙井、冬天饮普洱,在一杯茶的时光里,品茶香,回甘味,静享时光的惬意!

茶,有属性。它不似白开水那么寡淡,也不像白酒那么浓烈,还有些许健康的韵味。一杯绿茶,青翠欲滴;一盏红茶,古色古香;一杯黑茶,是岁月的沉淀。

茶,不及粮。茶可不喝,饭不可以不吃。如果为了"半壁山房待明月,一盏清茗愁知音",那就慢慢品;如果为了"何须魏帝一丸药,且尽卢仝七碗茶",饮也可。

无论是清新醇和的绿茶,绿装素裹的白茶,还是金镶玉美的黄茶,浓郁悠长的清茶;无论是醇厚隽永的红茶,还是悠悠古道上的黑茶。茶,草也,百草百叶皆可为茶;茶,无贵贱,且品且饮,全在一念间。

酒味

白酒辛烈,红酒甘美,啤酒清爽,黄酒醇香。

酒是我国饮食文化重要的组成部分,具有独特的民族文化内涵,承载了中国人生活中的喜、怒、哀、乐等各种情绪。中国人的一生,从出生开始就与酒结下了不解之缘。因此对于国人来说,酒文化以及随之产生的社会意义是生活中不可忽视的一部分。有人钟情于自酌自饮,有人热衷于一场接一场的觥筹交错。品酒,不酗酒,无论红白黄啤,都可让人受益。

白酒以粮谷为主,以酒曲酵母发酵,经蒸煮、糖化、发酵、蒸馏而制成的蒸馏酒,多为高度酒。色泽晶莹透亮,口味醇厚,辛辣浓烈,回味悠长。

红酒是经自然发酵酿造出来的果酒,含最多的是葡萄汁,其次是经葡萄里面的糖分自然发酵而成的酒精。观其色,澄清、透亮、深红、有光泽;闻其香,细腻、协调、柔和且悠长;品其味,醇厚、甘洌、绵延而纯正。因此,质优味美的红酒,是因为色、香、味3种组织结构的平衡,使人在味觉上有无穷的享受。

啤酒是人类最古老的酒精饮料,是一种以小麦芽和大麦芽为主要原料发酵酿制而成的低度酒精饮料。是水和茶之后世界上消耗量排名第 3 的饮料。色泽清亮、透明,泡沫洁白、细腻、持久,有独特的酒花香味和苦味,爽而不淡,柔和适口。

黄酒是世界上最古老的酒类之一,源于中国,且中国独有。与啤酒、葡萄酒并称世界 3 大古酒。黄酒是水和米发酵后的混合体,也称为浆。黄酒香气浓郁,甘甜味美,风味醇厚。

白酒不同于黄酒、啤酒和果酒,除了含有极少量的钠、铜、锌,几乎不含维生素和钙、磷、铁等,所含有的仅是水和酒精。因此白酒宜小啜,适可而止。适量白酒有活血通脉、助药力、增进食欲、消除疲劳,使人轻快并有御寒提神的功能。

红酒中含有像酒石酸、果胶、矿物质和单宁酸等各种化合物,虽然这些物质所占的比例不高,却是酒质优劣的决定性因素。红酒独有的多酚、单宁等多种有机化合物,使葡萄酒既可以降血脂、抑制胆固醇、软化血管、增强心功能,又有美容、助消化、防衰老、抗癌的功效。

啤酒的酒精含量较低,含有二氧化碳、多种氨基酸、维生素、单糖、无机盐和各种酶。其中,单糖和氨基酸易被消化吸收,在体内产生大量热能,因此啤酒被人们称为“液体面包”。一个轻体力劳动者,如果一天饮用1 升啤酒,即可获得所需热量的三分之一。另外每天喝一杯啤酒可增加肠道益生菌的多样性,使肠道更健康。

值得一提的是西藏青稞啤酒,它是以青稞为原料酿制的啤酒。除常规啤酒功能外,不但能够中和人体尿酸,而且还有降血脂、调血糖、提高免疫力等保健功效。

黄酒因含有氨基酸、糖、醋、有机酸和多种维生素,既是不错的保健饮品,也是烹调中不可缺少的主要调味品之一。黄酒饮法有多样,冬天可热饮,使黄酒变得温和柔顺,更能享受到黄酒的醇香,驱寒的效果也更佳;夏天可以加冰块或冰冻苏打水,降低黄酒酒精度同时口味更清爽,酸酸甜甜更解渴。

国内外更多的声音是喝酒无益健康。而且更武断的结论是国际顶尖医学期刊《柳叶刀》给出的:"对健康危害最小的饮酒量就是完全不饮酒"。其实抛开饮酒量谈饮酒危害没有任何意义,也不科学,我们完全可以一笑了之。饭吃的多了还会损伤胃肠道,何况饮酒呢!

白酒也好,红酒也罢,"物无美恶,过则为灾"。谁都不能说喝酒一定是好的,也不能说喝酒一定就不好,关键是一个度。

苦咖啡

咖啡原产于非洲埃塞俄比亚西南部的高原地区,1898 年引进中国海南文昌迈号镇种植。一千多年来,从最初的球状的咖啡丸子到现在水煮咖啡作为饮料,咖啡逐渐被人们喜爱和依赖,咖啡已是世界上最受欢迎的饮品之一。

咖啡豆含有大约 100 种不同的物质,包括咖啡因、单宁酸、油及含氮化合物等,每 100 克速溶咖啡中,含咖啡因 44 ~ 100 毫克;每100 克调制咖啡中,含咖啡因 64 ~ 124 毫克。

咖啡是一种兴奋剂,对人体会产生很多影响,它可利尿、刺激中枢神经和呼吸系统、扩张血管、使心跳加速、增强横纹肌的力量以及缓解大脑和肌肉疲劳。

近几年,咖啡在主流饮品界的地位正在不断攀升,全球每年咖啡消费量超 90 亿公斤,目前国内咖啡消费者规模已突破 3 亿人。人手一杯咖啡,不但是都市丽人们的最爱,更是当代年轻人通宵达旦的"续命"神器。根据《2021 年中国咖啡行业发展白皮书》的数据,咖啡在一线城市的渗透率已经达到了 67% ,咖啡消费人群中每人平均一年要喝掉 326 杯咖啡。而在喝咖啡的人中有 55% 的速溶咖啡,23% 喝现磨咖啡,19% 喝脱咖啡因的咖啡。

咖啡如此流行的背后,不仅仅是"提神醒脑"这么简单,还真能够为健康带来一定的好处。

美国的医学杂志《内科医学年鉴》发表了一项新研究:喝咖啡能降低死亡风险,延长寿命! 同时适度喝咖啡能防癌,减少这些致死疾病的病死率。该研究表明,一天喝两三杯时,死亡风险急剧下降,喝 3 杯不加糖咖啡时受益最大,就算是喝含糖咖啡,也能降低风险,但是一旦超过 6 杯,就会突破平均死亡风险。

欧洲《心脏病学杂志》发表了一项迄今为止最大规模的关于咖啡对心血管健康影响的研究。该研究表明每天喝 0.5～3 杯咖啡,对心脏健康有一定益处,还有助于降低全因死亡、心血管疾病死亡风险和卒中风险。

2021 年,南安普顿大学的一项相关研究表明,长期喝咖啡有助于肝脏健康,降低肝脏疾病的患病风险,减缓肝脏疾病的发展速度,可以降低肝癌发病率。但该研究是否能适用于中国人还需要进一步研究核实。

国际期刊《临床研究杂志》由美国约翰霍普金斯大学的研究团队开展的研究发现:长期摄入咖啡因可以使大脑表现更好,大幅增强学习、认知能力。

发表在《美国皮肤病学会杂志》(JAMA Dermatology)上的一篇文章发现,每天摄入超过 400 毫克咖啡因可以帮助减少非黑色素瘤皮肤癌的发病率,而且,这也是呈剂量依赖的。

另外,咖啡还能降低 2 型糖尿病的发病率,能保护肝功能,甚至能提升顺铂等抗肿瘤药物的治疗效果。同时防晒剂配方中加入咖啡因后,发现提升了产品 25% 的抗紫外线能力。

但是,在饮用咖啡的同时,我们也必须了解其潜在的健康风险,尤其是对于大脑的危害。

2021 年发表在《营养神经科学》(*Nutritional Neuroscience*)期刊上一项研究就表明:喝太多咖啡可能会导致大脑萎缩,从而增加痴呆的患病风险。如果每天饮用咖啡超过 6 杯,患痴呆的风险将提高53%,并且也更容易患中风。这可能与喝大量咖啡会导致大脑萎缩,从而减少脑容量有关。

同时咖啡中含有草酸、咖啡因、钾等物质,这些物质如果过多的摄入会影响钙质的吸收,增加患骨质疏松的风险。

另外,在咖啡品种的选择上,应该尽量少喝速溶咖啡,而选择现磨咖啡。因为速溶咖啡在制作的过程中除了会添加一些食品添加剂外,通常还会添加大量的糖分。一份 15 克的速溶咖啡,一般 14 克都是碳水化合物和脂肪,而其中糖分占比更是高达 10 克。因此,就咖啡的种类与健康益处的关联性看,研磨咖啡>无因咖啡>速溶咖啡。

至于咖啡最佳摄入量,中国疾病预防控制中心营养与健康研究所和中华预防医学会食品卫生分会等多家权威机构推荐,认为咖啡每天的摄入量应该控制在 3 杯以下,每日摄入咖啡因 400 毫克以内的都是安全的,当然这种推荐指的都是不加奶、不加糖的咖啡因饮料。

咖啡都有苦味,但最正宗的苦咖啡是黑咖啡。黑咖啡又称原味咖啡,是不加任何调味的咖啡。因此黑咖啡是真正的苦咖啡。它既不会有调味咖啡的乳糖不耐受而出现腹泻,更不存在速溶咖啡中造成血管硬化和血栓、冠心病等疾病的诱因——反式脂肪酸。黑咖啡带来的是品味咖啡的原始感受——苦中还带有咖啡豆的酸、甘、醇、香。

绿茶加咖啡

作为世界上消费最为广泛的两种饮料,很多上班族都已经习惯了上午喝咖啡、下午喝茶。

绿茶是不发酵茶,由于其特性决定了它较多地保留了鲜叶内的天然物质。其中茶多酚、咖啡碱保留了鲜叶的85%以上,叶绿素保留50%左右,维生素损失也较少,从而形成了绿茶"清汤绿叶,滋味收敛性强"的特点。

绿茶不仅具有提神清心、清热解暑、消食化痰、去腻减肥、清心除烦、解毒醒酒、生津止渴、降火明目、止痢除湿等药理作用,还对现代疾病,如辐射病、心脑血管病、癌症等疾病有一定的预防功效。而这些功效与绿茶中的茶多酚、咖啡碱、脂多糖、茶氨酸等有机成分密切相关。特别是茶叶中的儿茶素多酚、黄酮类化合物等物质还具有神经保护作用,具有抗氧化、抗衰老,甚至还具有抗炎等功效。因此,绿茶对防衰老、防癌、抗癌、杀菌、消炎等均有特殊效果,为发酵类茶等所不及。

咖啡含有大约100种不同的物质,包括咖啡因、单宁酸、油脂及含氮化合物等。它可醒脑提神、利尿、缓解大脑和肌肉疲劳;可降低2型糖尿病的发病率,降低心血管疾病死亡风险和卒中风险;可促进消化道分泌,能保护肝功能;可以大幅增强学习、认知能力;可防癌、抗癌,甚至能提升顺铂等抗肿瘤药物的治疗效果;当然过多的咖啡因也可通过刺激中枢神经出现呼吸加快、血管扩张、心跳加速等不良反应。

相对于绿茶和咖啡的独特防病保健效果,研究表明,在预防中风、痴呆等心脑血管疾病方面,既喝咖啡又喝茶,对疾病的预防效果会更好,人更长寿,这是有科学依据的。咖啡和绿茶里都含有丰富的多酚——绿原酸(CGA),该成分具有广泛的生物活性。具有抗菌、抗病毒、升高白细胞、保肝利胆、抗肿瘤、降血压、降血脂、清除自由基和兴奋中枢神经系统等作用。因此可以抗衰老、抗肌肉老化,让人更长寿。

2020年,《美国老年病学会杂志》刊登文章称,超过90岁的长寿老人中,他们更习惯于饮用咖啡或含咖啡因的茶饮料。奶茶中虽然含有咖啡因,但奶茶没有这种效果。

2021年,来自天津医科大学公共卫生学院的"咖啡和茶的消费与中风、痴呆和中风后痴呆的风险"发表在美国《公共科学图书馆医学》杂志上,该研究结果显示:与从不喝茶和咖啡的人相比,每天喝0.5～1杯咖啡再加上2～3杯茶的人能降低50%的中风后痴呆风险,而每天喝2～3杯咖啡和2～3杯茶的人只能降低30%的痴呆风险。这说明,同只喝咖啡或只喝茶相比,将咖啡和茶组合饮用对于中风和痴呆风险的降低效果要更好,但茶和咖啡需要适量。

其他研究还发现,咖啡因除增加代谢率外,还能促进脂肪氧化,加速脂肪代谢。而且当咖啡因和绿茶里面的茶多酚混合在一起的时候,这种氧化和激活脂肪的效果比单纯的咖啡因更强。当人在寒冷的时候,身体会调动脂肪产热,而摄入咖啡因与茶多酚可以让人体模拟在寒冷时对脂肪的调动,从而帮你的身体瘦脂肪。正因为如此,咖啡和茶也被推荐为体重管理的辅助方式。

虽然绿茶加咖啡表现出的令人兴奋结果,但我们没必要为了健康长寿刻意那样做,适合自己的才是最好的。无论是爱喝咖啡还是爱喝茶,平时适量喝都有助于预防中风和血管性痴呆,但如果将二者结合起来喝,防病、养生的效果会更好。

煮茶

"泡茶泡其锋芒,煮茶煮出精华"。优质的茶,往往需要通过不同的冲泡法,来展现它独特的内质和层次感。

我喜欢煮茶。红红的炉火,翻滚的茶汤,或浓或淡,或苦或甜,汤色晶莹透亮,淡淡的茶香馨香动人。

一款好茶,内容很丰富。茶叶中的有机化学成分达450多种,无机矿物元素达40多种。单靠冲泡是很难将深层次的营养物质释放完全。

虽然煮茶难以全方位地感受到茶叶每一次冲泡的香气,和滋味微妙的变化,但煮出来的茶汤滋味会更加浓郁,茶香更加丰富。无论是茶汤浓郁的乌龙茶,橙黄透亮、稠滑甘醇的老白茶,还是陈香浓郁、滋味醇厚的普洱茶,不仅耐煮也耐喝,煮出来的茶汤浓郁透亮,口感极佳。

冬日,围炉煮茶。火苗簇动,茶声咕嘟,茶香氤氲。百忙中择雅静之处,自斟自饮,可畅饮,可细啜。一杯热茶下肚,暖意立即传遍全身,身体慢慢舒展开来,疲劳尽消、涤烦益志、精神振奋,这种感觉也是一种美妙的享受!

"寒夜客来茶当酒,竹炉汤沸火初红。寻常一样窗前月,才有梅花便不同。"寒夜客来,围炉而坐。茶香、炉红、室暖;喝茶、聊天、赏梅。因为有朋友的到来,茶更香了,梅更好看了。友情因茶香而增温,茶香因友人而不同,多么美好而惬意的友情茶叙,淡雅而无拘无束! 因此像宋代诗人杜耒所描绘的煮茶意境,更令人神往。

春水煮茶,同样惬意! 元代张可久的曲子《人月圆·山中书事》中"数间茅舍,藏书万卷,投老村家。山中何事? 松花酿酒,春水煎茶。"虽然仅有简陋的茅舍,但有诗书万卷,喝着自酿的松花酒,品着煮沸的春水茶,悠闲宁静,诗酒自娱,自由自在。正如白居易的"或饮茶一盏,或吟诗一章",茶与诗的搭配,美诗美句,齿颊留香。这样惬意如春的生活,怕是现代的我们都向往的吧!

我的养生观

我不特别强调养生,但适合我的生活方式,我会一直坚持下去。

骑车有益健康,我从中学开始一直坚持到现在将近40年了。

左右手交替刷牙可以预防老年痴呆,沿齿缝竖着刷牙可以保护牙龈,对口腔更健康,我也坚持了 30 年。

大便以后清水洗一下,跟一个患者学的,坚持了一个月,久年痔疮居然好了,算下来坚持 15~16 年了。

早晚抽空散散步,每天坚持 1 万步以上,也有 10 年了。

八部金刚功每天早上做 7~8 个循环坚持了 8 年。

衣服就是保暖功能,穿不用太讲究,舒服就行。服装除了内衣,能穿就行,品牌都是身外之物,只要不破可以一直穿。用儿子的话说,"这些都是试过毒的"。因为儿子小时候一直穿他哥哥的旧衣服,虽然不乐意,自己又给自己找了一个可以接受的理由——这些衣服都是哥哥试过毒的,安全。但到了青春期,无论如何也不穿旧衣服了。

饮食都是适合自己口味的。从小我的胃不好,几年学上下来更差。随着年龄增长以及自己调理,慢慢什么都能吃了,但仍旧以面食及蔬菜为主,萝卜丝面条及素面条最好。水果偶尔吃些,大鱼大肉不是常态。最喜欢的是红烧肉,每周吃一次换换口味。吃饭没有刻意匹配健康食谱。人生在世,吃再严格要求,生活真少了乐趣。享受口腹之欲后,大不了坚持几天素食或适当增加每日运动量,反正只要想吃的就会吃,关键是度的把握。不能够这不好那不好,这不能吃那不能吃,当生命失去欲望,生活真就没有意思了。

保护身体的自愈力。身体是一个完美的整体,血管、神经、肌肉、骨骼协调一致,细胞每时每刻的更新,就是为了给身体纠错,保持身体的完整性。我们不要祈求外力对身体的修复,最重要的是时时相信身体的自愈力。一次非常严重的所谓肩周炎,甚至影响了穿衣服和睡觉。静心仔细回忆了一下,一个月前在挪动一个很重的柜子时曾经受伤过,当时稍有疼痛,慢慢加重的。找到了原因,便让伤侧上肢完全休息,不再负重。没用理疗,更没有用一粒药,一直到 6 个月后才完全恢复,没有一点后遗症。如果不靠身体自己修复,理疗、药物虽然缓解临床症状,但人为地给身体留下了隐患,这就是身体后天的病。

保持生活激情。人的一生,应该是丰富多彩的。保持对生活的新奇感,激发身体最原始的创造力,是生活有激情的基础。人到中年,内分泌改变,激素水平下降,人们对生活工作的态度会进入一个平台期,相对欠缺年轻时的冲劲和创造性。这就需要自己转换注意力,变个方向,重新发掘自身的创造性和对外界的新奇感,让自己焕发第二春。

放下名利,追求本心。人的前半生,多为名利所羁绊。无论读博士,还是进高级职称,都是为名利所逼;从县城到大城市,最后再回到县城,部分出于本心;肿瘤治疗的化疗、放疗、靶向治疗、免疫治疗、介入治疗等,算是随波逐流;直到 3 年前的顿悟,发现中医阴阳之妙,才真正发掘出原有深藏的潜力。将中医融入生活和工作中,便是需要长期坚持的目标。也只有此时,才是一身轻松的研究自己喜欢的专业,名利倒是其次的。

道法自然。把身体的自愈力当成我们最好的医生,把身体的免疫力当成我们最适合的良药,调整情绪当药引,用平常心去看待你的事业,但一定要用爱心去看待你的生活。早睡早起,经常和家人在一起,不用刻意做什么,便是最好的养生。

我的运动观

运动有益健康。

运动需要坚持。

运动需要量力而行。

运动可以储存,年轻时运动,老了更受益。

运动不拘形式,只要"动",就有效果。

运动不论种类,适合自己的,才是最好的。

运动锻炼了心智，缓解了压力。

运动创造了更强健的体魄，让我们有精力去实现梦想。

运动是人生的解药，运动与不运动的人，差的是一整个人生。运动者自在昂然，不运动一生蹉跎。能忍受最无聊单调的运动，就能熬过漫长的人生。

"走"为百炼之祖。走路，是锻炼身体、延年益寿的最佳运动方式之一。走，既能活动筋骨，消耗热量，又能增强心肺功能，改善血液循环。

走路多了，身体就好了，疾病也就少了。

《后汉书·华佗传》记载了华佗对他的学生吴普的教导，"人体欲得劳动，但不当使极耳。动摇则谷气得消，血脉疏通，病不得生。譬犹户枢，终不朽也。"也是强调多运动，但运动应有度。

动·静

动以养形，静以养神；形神兼备，方能动静相合。

动是永恒的，静是相对的。不同阶段，不同的要求。

年轻人常由动入静。

年轻人动为主，静为辅。动是释放能量，更新组织；静是收敛行为，排泄不良情绪。

婴幼儿时期，只要醒着，一直动。口动，不停地说；肢体动，好像用不完的劲；大脑动，各种稀奇古怪想法层出不穷……折腾累了，很快便老实了，倒头就睡，甚至在梦中还会露出会心的微笑。

青壮年同样精力旺盛，工作之余，打篮球、跑步、夜生活……各种娱乐兴致勃勃，经常使不完的劲，精力旺盛。运动累了，睡一觉，第二天又是满血复活，生龙活虎。

老年人常由静入动。

老年人静为主，动为辅。"静"是一种精神境界，是一种身心修养。静，不仅可以思考，还可以养性、养心。

老年人肌纤维丢失，骨质疏松，骨折风险增加，所以应该在静养中适当运动，动静结合。

《内经》要求，50岁守"残精"，60岁守"残气"，70岁守"残血"。怎样守？其实就是适时养生，以静为主，适当运动以提高气血的运化效率。

疾病是动静不协调造成的，形神不合。

失眠，是动静异常，主辅颠倒。白天，该动时困，晚上，该静时兴奋。

抑郁症，同样是动静异常。白天该动时不想动，晚上肢体静，但思维动。白天缺乏激情，晚上浮想联翩，动静颠倒，动静紊乱。

组织器官，"动"过了功能亢进，"静"过了机能减退。血管内血流慢了，动不起来了，成为静止的血栓，冠心病、脑血栓形成了。细胞"动"过了一直分裂，永不停息，便成为癌症。

动以养形，提倡的是适度原则，它以不损、不伤为要。

静以养神，意味着宁静、恬淡；也意味着人体阴阳、刚柔调和，在情绪上和心理上处于平稳状态。

因此，把握好"动"和"静"的这两种生理、心理状态，便具有了特定的养生功效。

两性健康

无论在西方还是东方，历史中都发生过性观念的变迁，都经历过一个从反性到褒性的过程。一般的情况是，前现代社会是反性禁欲的，进入现代社会以后，发生了对性加以肯定的这样一种态度的转变。良好的两性关系，对维系家庭稳定，对双方身体健康的正面影响，越来越受到大家的重视。李银河对历史上性的演变，总结了7条意义。其中无论是繁衍后代，表达感情，还是维系关系，追求快感的表达,都是对两性表面的现象描述。其实两性关系最终的目的应该是通过两性形式释放,追求一种身心空灵、精神愉悦,达到延年益寿、家庭和谐的目的。

因此对于夫妻双方来说,一个有规律的夫妻生活是非常必要的,收获的好处也是比较明显的。它在促进双方的感情同时,还会给彼此的健康带来很多的好处。因为合理规律的性生活,在性需求得到满足同时,也可以调节身体,维持体内激素水平稳定,达到促进机体健康的效果。但是夫妻生活是一定要规律的,不管是太频繁还是长期"禁欲",都会给身体带来伤害。

古人的"乐而有节"是对性爱观念一贯态度,包含着深厚的养生理念。古人对行房的次数也非常重视,所以有各种不同的主张,其中最有名的就是"春三、夏六、秋一、冬无",虽然过于保守,但毕竟已经认识到性生活应该有规律。后来唐朝孙思邈在《千金方》中所提出的主张更接近科学性。即二十岁,四日一度;三十岁,八日一度;四十岁,十六日一度;五十岁,二十一日一度;六十岁,闭精而一泄。

还有一首关于两性的顺口溜,用比喻的手法形象地表达了不同年龄阶段的男人在性生活频率方面应保持的频率。

"二更更,三暝暝,四数钱,五烧香,六拜年。"这句俗语的意思是,20 岁时血气方刚,每更(即 2 小时)可有一次性生活;30 岁左右的男性身强力壮,每晚都可过性生活;40 岁年近不惑,要像数钱那样"一五一十",隔五天过一次性生活;50 岁时知天命,不要再逞强,要像烧香拜佛那样,逢初一、十五进行一次性生活,即保持每半月一次的频率;到了 60 岁,男性应以保养身体为重,此时性生活要像过年一般,1 年 1 次为宜。

国内如此,国外对此也有科学的数据。在我们印象中,国外都是持性开放态度,恣情纵欲,为所欲为。其实这是我们对通过电影杂志所获得信息误解。美国专家就对性爱频率总结出的经验公式，和我们老祖宗规劝的有异曲同工之妙。他们给出的性爱频率公式：

$$频率 = 年龄的首位数 \times 9$$

例如，20～29岁的人，其公式为$2 \times 9 = 18$，即10天内可以进行8次；30～39岁的人，其公式为$3 \times 9 = 27$，即20天内可以进行7次；40～49岁，$4 \times 9 = 36$，即30天内可以进行6次，依此类推。

无论俗谚还是数字公式，都旨在规劝人们适度节欲，避免房事过度损害健康，在养生方面也有一定的积极意义。比如50岁上下的男人，上有老下有小，生活压力、工作压力都在一个人身上。身体各项功能都有所衰退，本就需要更多的时间休息，因此不可能时时沉浸在欢娱之中；60多岁的人，各种慢性疾病趁机而来，加上体力不支，对欲望的需求日渐减少，更应节欲。

当然，无论古人箴言还是现代科学的公式，虽有合理性，但是随着社会的进步，生活水平的提高和人们保健意识的增强，人们的寿命也大大延长，现在70岁已是十分普遍。因此男人的性欲与年龄也并非绝对的。所以现代男性具体行房的次数还需结合自身体质、心态与健康状况等，也不必机械遵循上述规律，只需适当节制即可。

清淡饮食

对于老年人、许多慢性疾病患者，包括癌症病人，他们听到最多的就是"清淡饮食"。但究竟什么是"清淡饮食"，医生说的"清淡饮食"和许多人以为的"荤腥不吃、油盐不进，天天吃素食"到底是什么关系。

临床上我们常说的"清淡饮食"，是相对"肥甘厚味"而言的（油腻、味道重的食物）。正常的"清淡饮食"指的是保证食物多样化的前提下，注意烹饪方式，合理搭配营养，限制调味料的使用，做到少油、少盐、少糖,适当麻、辣等刺激性调料的食用,而不是天天吃素。

长期吃素,会导致身体无法摄入足够的蛋白质,肝脏和载体蛋白的"原料"不足,造成转运甘油三酯的能力减弱,脂肪在肝脏内堆积,同样会在不知不觉中吃出了脂肪肝。

与错误的"清淡饮食"相关的是"千金难买老来瘦"。

现代社会物质条件的丰富,肥胖、"三高"患者越来越多,这也让不少人对"千金难买老来瘦"深信不疑,尤其上了年纪稍微有点发胖的老人。肥胖带来的代谢问题及心脑血管风险,确实值得当代中老年人关注,但这并不意味着中老年人都得很瘦。

太胖不健康,过瘦也会影响寿命。生活中偏瘦的中老年人大多吃得太素,存在营养不良、免疫力低下等问题。如果是正常饮食情况下,老人适当超重未必就不好。在70岁以上的人群中,适当超重的人比体重正常的人10年内死亡的可能性更低;体重不足者与超重者相比,死于恶性肿瘤、心脏病和肺炎的风险更高。

由此可见,中老年人不要因为轻微的超重而"斤斤计较",更不能为了"老来瘦"执行错误的"清淡饮食",刻意"清淡",盲目"求瘦",未必就会长寿!

因此,要做到真正"清淡饮食",并不能只吃素,得做到荤素搭配、粗细结合。一般每天素菜占比约为荤菜的3倍,即荤:素=1:3,一周可以吃2~3次粗粮。

烹调方式上,尽量选择蒸、煮、炖、汆、凉拌等少油炸的烹调方法。如果要吃煎炸食物,每周别超过3次,且最好在中午吃,调味时切记少油、少盐,避免重口。

根据《中国居民膳食指南》,每人每天饮食要求如下。

烹饪油尽量控制在25~30克(标准瓷勺约3勺)。

盐不超过6克(能控制在5克内最好,最多不超过1个啤酒瓶盖的量)。

糖每日摄入量控制在 50 克以下,最好不超过 25 克(标准瓷勺约 2 勺)。

古人养生的智慧

"饭后百步走,活到九十九",这是流传已久的养生俗语。有人认为"百步"是虚数词,实际是饭后锻炼,不利于消化和养生。也有人认为每日在餐后定时散步,是一件有益身体健康的事情。

其实,许多耳熟能详的养生俗语,都是古人长期经验的总结,后人的误解只是脱离了当时古谚存在的环境,用现在思维去揣度古人。

汉朝之前,没有椅子和凳子,都是席地而坐,包括吃饭。即使到了现代,人们也是坐下吃饭,吃饭期间腰以下都是不活动的。同时古人要求"食不言,寝不语",吃饭应该"细嚼慢咽"。因此吃饭期间就一个咀嚼和上肢的运动,再怎么着也需要 30~40 分钟。因为长时间坐着,大量静脉血存在于下肢静脉血管,无法成为有效循环血量。

进食后胃肠为了消化,肯定要增加腹部血流量。正常情况下,下肢静脉血液量占全身静脉血总量的 50%,长时间下肢不活动,下肢静脉回流缓慢,影响其他重要脏器如心、脑、肺血液供应,许多人在饭后容易出现犯困,就是头部血供减少,甚至低血压导致的。

过去人们都是住的独院,不像我们现在的"鸽笼式"的单元房。饭后百步走,也就大概 200 米,就相当于饭后在院子里转两圈。通过饭后散步,让挤压在下肢的血液迅速回流到心脏,恢复有效血容量,在保证其他脏器的血液供应前提下,增加胃肠血供,有助于消化。

过去,同样条件下,女性比男人更长寿,与这也有关系。过去女人是不上饭桌的,或坐或站吃一口,男人们吃完了,还需要她们洗刷,一直在活动。男人们呢,从饭桌到客厅,抽烟、吃茶或来点甜点,相当于饭后一直坐着,不活动,无法纠正餐后不正常血供。长此以往各脏器都会受到损伤,从而影响健康。其实"饭后百步走"就是在这种情况下提出来的。

我们先人有这样的养生总结,现代国外同样的研究可以佐证古人的正确性。

德国学者研究发现,饭后 15 分钟的"散步",可以加速胃内容物的排空,助消化,并降低血糖水平;新西兰学者则发现,每日三餐之后的"10 分钟散步",可使餐后血糖下降 22% ,显著改善糖尿病患者的血糖控制水平。这种方式要比每天单次 30 分钟的散步效果更好。

因此,"饭后百步走"是指的餐后随便"溜达",而不是强调饭后长时间、大量的运动。文雅的说法就是饭后可以在院中"闲庭信步"。

相信人体的自愈力

"自愈力"是生物依靠自身的内在潜能,修复亚健康和摆脱疾病的一种顽强生命力。

传统中医所说的"正气"或"阳气",《内经》中的"正气存内,邪不可干"也就是指人体的"自愈力"。

古希腊医学之父希波克拉底说:"病人的本能就是病人的医生""病人最好的医生是自己",同样是强调人体的自愈力。

现代医学研究表明,"自愈力"是通过一整套复杂的自愈系统来实现。在神经、内分泌及免疫系统的调节下,呼吸和消化系统提供能量,循环系统将能量运送全身,运动系统保持身体协调,泌尿系统排泄身体废物,生殖系统确保生命的延续。再加上细胞的自我分裂、自我监视,组织的再生、修复,器官的代偿以及多系统的协调互补,从而保证人体"自愈力"对身体的精准调控。

随着现代医学的发展,人们越来越多地依赖于药物"代替"身体的自愈能力,而各类药物在发挥作用的同时,其不良反应又以削弱人体的"自愈力"为代价。事实上,即使非常先进的现代医学,也并不能从真正意义上完全恢复组织器官的功能,完全治好疾病。因此世界卫生组织(WHO)呼吁,要摆脱对药物的依赖,拥有真正的健康就应从增强人体"自愈力"着手。

面对发达的现代医学,疾病却越治越多。过度依赖医生与药物,让我们的健康和医学在一定程度上形成了一种恶性循环。要想终止这种循环,我们首先应该尊重自己身体,充分发挥身体"自愈力"的潜能,让"自愈力"成为我们健康的真正保护神。

生活中,在人体"自愈力"发挥作用时,自愈系统常常会减弱身体某些生理活动,甚至暂时关闭某些生理机能。因此自愈过程中人体某些局部表现出一些症状,这其实是"自愈力"对身体功能异常的警醒。比如感染会发热,缺氧会呼吸和心跳加快等,这些都是自愈系统为了治病而做出的有益调节。因此,人体康复过程中所出现的某些症状,其实是修复工作的一部分。我们自己应该做的,是给人体"自愈力"创造更好的修复环境。

"自愈力"既有天生的,又有后天被激发出来的。良好的心态,均衡营养,再加上适度的运动和休息就是我们"自愈力"的源泉。正是依靠人类这种天然自愈力,生命得以延续,使人类在千变万化的大自然中得以生存和繁衍。

无辣不欢的意外之喜

"湖南人不怕辣、贵州人辣不怕、四川人怕不辣",其实,如今早已不止湖南人、贵州人和四川人爱吃辣,吃辣群体已经遍及全国,走向世界了。无论是印度的咖喱、韩国的泡菜,还是中国的麻婆豆腐、泰国的冬阴功,这些菜肴都以"辣椒"的辣味为特色。

辣椒营养价值很高,含有 B 族维生素、维生素 C、蛋白质、胡萝卜素、铁、磷、钙等多种成分。红椒远比青椒的营养价值高,与青椒相比,红椒中的维生素 C 多出 0.8 倍,胡萝卜素多 3 倍。食用辣椒可以增进食欲、改善微循环、增强免疫力、养颜美容和抗癌等作用。

生活中食用辛辣食物的定义包括:新鲜辣椒、干辣椒、酱料、咖喱以及烹调制品直接加入辣椒。当然也包括吃饭的时候临时加入的辣椒油。

辣椒富含生物活性成分辣椒素,辣椒素具有抗癌特性。它可以抑制人类胃癌和结直肠癌细胞的增殖,诱导癌细胞凋亡。另外,经常食用辛辣食物者,适当增加辣椒摄入,肥胖患病率及血清胆固醇都明显下降,身体炎症指标水平下降更明显。

2019 年,《美国心脏病学会杂志》研究结果显示:和不吃辣椒相比,每周吃辣椒 4 次以上,参与者的心血管疾病死亡风险下降 33%,全因死亡风险下降 23%。

2020 年,美国心脏协会根据对 4 项研究超过 57 万人的分析显示,无辣不欢可以延寿,这与降低死于心血管病或癌症的风险有关。与很少或从未食用过辣椒的人相比,食用辣椒的人,癌症死亡率相对降低 23%。

2021 年,中国医学科学院、哈佛大学、牛津大学联合研究表明,食用辛辣食物的频率可以降低消化道癌症的风险。每天吃辣的与几乎不吃辣人相比,食管癌、胃癌和肠癌风险下降。辛辣食物的食用频率越高,与消化道癌症的患病风险越低。其中食管癌发病风险最高降低 24%,胃癌 11%,肠癌 13%。如果不喝酒、不吸烟,吃辣椒可以带来更大的益处。既不吸烟也不饮酒,那么吃辣椒可以将患癌风险降低 43%。该研究发表在《英国医学杂志》(*British Medical Journal*)上。

中国人食用辣椒的历史仅有 300 年。改革开放后,餐饮业的标准化和商业化,使得无辣不欢成为全国大流行。其实,"无辣不欢"是一种"良性自虐"——大脑中对痛觉和快乐作出反应的神经细胞很接近,辣椒素能激活口腔咽喉中的痛觉和热觉受体,从而让大脑释放内啡肽,产生止痛效果和愉悦感。

最后说明一点,"无辣不欢"产生的抗癌、保健效果,强调的是吃辣椒的频次——也就是每周吃几次,而不是要求每次吃多少。还是那句话,"汝之甘饴,彼之毒药",同样是辣椒,有的人吃了食欲大增,有的人则胃痛难耐,"无辣不欢"尚需量力而行。

大蒜抗癌的重口味

大蒜原产地在西亚和中亚,张骞出使西域,大蒜被带回汉朝落户,至今已有两千多年的历史。大蒜也是人类日常生活中不可缺少的调料,在烹调鱼、肉、禽类和蔬菜时有去腥增味的作用,特别是在凉拌菜中,既可增味,又可杀菌。

大蒜中含有丰富的蛋白质、低聚糖、多糖、脂肪、矿物质等,使得大蒜在防治心血管疾病、抗肿瘤及抗病原微生物等方面具有广泛的活性,长期食用可起到预防保健的效果。

另外,大蒜中还含有丰富的含硫化合物,其中的大蒜素具有杀菌、抑菌、抗癌、抗衰老等功能,被称为"植物性天然广谱抗生素"。

北京大学的研究团队曾经对 3 365 名居民进行长达 22 年的随访,结果证实:在根除幽门螺杆菌和补充维生素前提下,食用大蒜不但降低胃癌发病率,还降低胃癌死亡率。通过食用大蒜,使胃癌死亡风险降低 34%。该研究发表在《英国医学杂志》上。

探究食用大蒜可以降低胃癌发病率和死亡率,最直接原因就是大蒜素。

大蒜素和其他抗菌成分,可以抑制幽门螺杆菌的活性,减少其对胃黏膜的伤害和刺激；大蒜素能阻断1级致癌物亚硝胺类物质在体内合成；大蒜中的含硫化合物能促进胃肠道产生一种酶或称为蒜臭素的物质，可以增强机体免疫能力；大蒜中含量丰富的锗和硒，抗氧化，可以修复受损的免疫系统，激活自然杀伤细胞和巨噬细胞，从而达到防癌效果。

有趣的是，全球合作联盟项目进行的胃癌流行病学调查发现，包括大蒜在内的葱类蔬菜对亚洲地区胃癌风险的降低效果更强，当大蒜摄入量增加到一定程度（每天50~60克），降低胃癌风险的保护作用减弱，反而增加胃肠道刺激，抑制肠道消化液的分泌，影响食物消化，甚至降低红细胞和血红蛋白，从而引起贫血。

因此，凡事讲究一个"度"，每天吃两三瓣生蒜是比较合适的。蒜虽小，多吃无益。

国药大师的"无药养生"

"国医大师"是中医药领域至高无上的荣誉，它们精通各种中药材和食材，是中医药界的"国药泰斗"。虽然他们与中药打了一辈子的交道，但是，他们谈及养生长寿，谈及思维敏捷以及身体硬朗的秘密，都有一个共同点——"无药养生"。

96岁高龄的"国医大师"金世元有着80余载的从医经验，倡导"无药养生"有4大观点：养生不能乱吃补药，食补胜过药补，动补又胜食补，好心态胜过任何补药。

"国医大师"张震已经是90多岁高龄，不但能做得一手好菜，说一口流利的英语，还身体硬朗，幽默风趣，能够坚持出诊。他倡导和践行的养生经验也是无药养生，坚持清淡饮食、细嚼慢咽；运动适量，静心好眠；心态平和，忘记年龄；为身体补充元气。

已故"国医大师"颜德馨，出身于中医世家，享年97岁。90多岁时，还是一派鹤发童颜，身轻体健，精神矍铄的模样。颜老坚持以下 7 种养生习惯：慎饮食，戒烟酒，适起居，调情志，常用脑，勤运动，少用药。

"国医大师"干祖望先生享年 104 岁，他是我国现代中医耳鼻喉科的创始人。在他 80 多岁高龄时，还能每天爬 16 层楼去病房查房，90 多岁依然身轻体健，可以亲自给病人看诊，直至 100 岁的时候都没有退休，和年轻人一样每天出诊半天。老先生八字养生秘诀就是：童心、蚁食、龟欲、猴行。

朱氏妇科第三代传人朱南孙，已经 101 岁了，依然头发茂盛、思维灵敏，完全不像一个风烛残年的老人。她的健康长寿秘诀，也不是吃什么大补的汤药，而是有她自己的一套独特秘诀：从不吃保健品；保持良好心态；每天头部按摩，头发浓密乌黑；养生不只要吃，还得要动；培养自己的兴趣爱好。

古人称寿命为天年，就是上天给你的年龄。《素问·上古天真论》说："尽终其天年，度百岁乃去。"《尚书·洪范篇》说："寿，百二十岁也。"那么颐养天年，寿活百岁，为什么大部分人达不到呢？

按天年说法，人的寿命长短关键是遗传因素决定的，但和后天的生活习惯也有关系。不良习惯、吸烟喝酒、疾病、居住的环境、情绪等都会影响寿命。

世界卫生组织归结了影响人类寿命的 5 个因素，其中 15% 是先天遗传，10% 归结于社会因素，8% 是医疗条件，7% 则是天灾人祸，剩下的 60% 归属于个人。也就说先天、外界因素对寿命影响有限，最主要的是归属自己的生活方式。寿命长不仅仅是多走路和睡好觉，最主要的是精神乐观和健康饮食。

国医大师们之所以能够健康长寿，都是通过适合自己的养生习惯，无限放大了自身的长寿机能。他们养生经验的共同点无怪乎良好的饮食、运动、情致和生活习惯，而且最重要的是坚持，几十年的长期坚持，良好的生活方式便是颐养天年的长寿秘诀。

从"过午不食"看"间歇性禁食"

明代太医刘纯在《短命条辩》里称"过饱伤人，饿治百病。"怎样才能避免"过饱伤人"，实现"饿治百病"。他又在《短命条辩·养生十条》中提出"过午不食，去肥气而养胃气"。这里面的"过午不食"和现在倡导的"间歇性禁食"异曲同工。

"间歇性禁食"是对健康大有裨益的简单、有效、安全的饮食干预方案。然而，禁食时长为多久才能达到最佳保健效果，"过午不食"是否有科学依据，一直是困扰"间歇性禁食"实践者的问题。

湖南师范大学李国林教授团队在《细胞》子刊《细胞报告》（Cell Reports）研究表明：肝脏蛋白酶体是禁食长短的"计时器"，每次禁食时长达到16小时，每日进食的时间区间控制在8小时内，为优势间歇性禁食方案。这和传统中医推荐的"过午不食"的时间间隔是一致的：从下午2点开始禁食，到第二天早上6点，刚好16小时。

"间歇性禁食"对机体的益处是通过调控"衰老细胞"实现的。衰老细胞作为正常细胞的前身，不仅不会自动消失，甚至还会"攻击"相邻的正常细胞并将其同化，因而也被称之为"僵尸细胞"。禁食16小时后，细胞会开启自噬程序（即自己吃自己），年轻健康的细胞会主动吞噬衰老无用的细胞，刺激产生新细胞从而促进组织器官的更新。禁食16小时能脉冲式地激活蛋白酶体和诱导诸多神经体液传导通路发生节律性改变，改善细胞质量控制系统的功能，相当于蛋白酶体为细胞防御系统"注入"活力，让"质检员"更加严格地把控细胞的质量，减少衰老细胞在体内的存留，进而改善机体健康。

其实，无论是现在研究的"间歇性禁食"，还是传统中医倡导的"过午不食"，其理论基础都是一样的——诱导人体产生饥饿感。

传统中医认为，"饥饿"是近义词，"饥"是客观存在的，胃里没有东西,或胃内东西少没吃饱;"饿"字从我,描述的是一种主观感觉,也就是想进食、有吃东西的欲望。

现代医学表明,下丘脑中有控制食欲的神经中枢,分为饱中枢和摄食中枢 2 部分。摄食中枢和饱中枢中的神经细胞对血液中的葡萄糖浓度或脂类浓度变化非常敏感,当禁食后血液中葡萄糖含量减少,大脑饱中枢和胃部的支配神经就会发出信号,诱导摄食中枢发出进食信号,从而产生饥饿感。这个时候如果不能立即补充食物,通过禁食产生的饥饿感会刺激糖原及脂肪储备的动员,消耗身体备用能量,阻止糖原向脂肪的转变,减少多余脂肪的堆积,从而保持健康体格。饥饿时间长了,大脑中枢对血液中葡萄糖浓度不敏感了,反而感到不饿了。

因此"间歇性禁食"和"过午不食",原则上至少是健康体重,或者稍微超重,特别是在肥胖人群中才能够实现。对于低体重和消耗性疾病比如癌症患者,"间歇性禁食"是不适宜的。

从"脍炙人口"看中医传承

"脍炙人口"原意是形容好吃的东西招人喜欢,后来引申为形容文章、词句优美,朗朗上口。徐文兵在《字里藏医》中关于"脍炙"注解,让我们看到了中医逐渐没落的原因。

"脍",就是生肉,包括生鱼片。《汉书·东方朔传》曰:"生肉为脍。"中国早在周朝就已有吃生鱼片的记载。《诗经·小雅·六月》就有"饮御诸友,炰鳖脍鲤""脍鲤"就是生鲤鱼片。《旧唐书·李纲传》:"飞刀脍鲤"也是一个意思。

"炙"是会意字,从肉从火,肉在火上烤。"炙"也就是把生肉烤熟了,趁热吃。"炙"的功效有 3 种,烤出油脂,减少油脂的摄入;烤的时候加入香料防癌助消化;最后烤的外皮焦脆能帮助消化肉积。

"炙"国人已经把它发扬光大了。路边小摊,登堂入室,都有烧烤的一席之地。但"脍"已经成为外国的文化了,成了我们向别人学的对象。

　　日本料理,吃生鱼片,那是日本留学生从唐朝学去的。正宗的日本料理,严格按照中国的饮食传统,为了平衡寒热、助消化,都需要用辛温芳香的中药佐餐。

　　按照《礼记》的规矩,"脍,春用葱,秋用芥"。现在,大家吃生鱼片的时候都知道要蘸着芥末吃,就是唐朝的吃法。芥末辛辣芳香,走窜开窍,在外能让人涕泪交流,在内能温暖肠胃,发动气机,以便消化生冷。

　　除了芥末以外,在生鱼片盘的四角通常会放一小堆红色的姜片,这是用糖醋腌制过的生姜,功效类似于芥末,但是比较温和,可以温胃散寒,止痛止呕。

　　另外,在每个生鱼片的下面,都有一片绿色的叶子,那是中药紫苏的叶子,应该用它卷着生鱼片一起吃。紫苏辛温芳香,善于解鱼蟹的毒,可以缓解吃海鲜后出现的腹痛、腹泻、呕吐、瘙痒等症状。就紫苏叶吃生鱼片,也是防患于未然之举。

　　最后,在生鱼片的盘底,都铺着白色的萝卜丝,吃完生鱼片嚼嚼萝卜丝,算是收尾。日本人管白萝卜叫大根,清脆辛辣,能消食化积。

　　一道正宗的生鱼片,必须有以上这四味中药相佐,才算是中正平和。一些低档日本料理店、自助店甚至高档饭店,他们已经把紫苏叶换成了青菜叶或者塑料片,把紫苏叶当成了可有可无的装饰点缀,甚至萝卜丝、糖醋姜也省了,就是冰块上铺一层生鱼片,一碟芥末而已。就"脍"而言,我们已经丢了传承,更不用说创新了。

　　其实,无论是传统饮食文化,还是源远流长的中医传承,都毁在了我们自己手上。无论是"更有鲈鱼堪切脍,几辈莫教知"的秘不外传,还是无法逾越的一纸执业中医师证,都将一大批民间中医

"扼杀"在基层,并且断了传承。批量生产的根正苗红有证的中医学生,在西化的大环境中,同样丢了经典,走进了瓶瓶罐罐的实验室,按照西医的指南验证中医理论,就像现在我们吃生鱼片,只剩生鱼片和芥末,最终迷失在中医的传承中。

徐文兵在《字里藏医》中说"日本人擅长学习,尊重传统。若是问起饮食的奥妙,他们都不知道为什么,但是他们原样保留了中国古代的饮食文明。我知道为什么,但是,我得去日本才能找到我们失去的传统。"

从中医"症瘕积聚"看西医"癌前病变"

西医诊断"癌前病变",是从病理活检开始,取一块组织,发现异常细胞或可疑癌细胞了,才确诊癌前病变。中医诊断癌前病变,是从"症瘕积聚"开始。徐文兵在《字里藏医》中提到,"症瘕积聚"是中医特有的病理变化的诊断。

先说"癥瘕"。"癥"现在简化为"症",这是一个会意字,从"病"从"微"或"正气"被病所压制;而"瘕"则通"假",意思是"假病",都是一种比较轻微的病态,就相当于西医的功能性病变——有不舒服,但仪器查不出毛病,西医认为没病。但中医认为,邪气已经开始影响人的正气,能导致其功能、运动停滞或衰退,中医称为气滞或气结。

"积聚"是要重于"癥瘕"的病理过程。邪气由无到有,慢慢聚到一块,出现"量"的变化,由少到多,"聚"到一定程度,由量变产生质变,出现"积",开始由"假病""小病"到"大病"的转变,最后变成癌症。因此,从中医癌前病变的演变过程看,"瘕"是"聚"的延伸,"聚"比"瘕"更严重,"积"是最为严重的,病位很深,一般都在五脏,病性接近质变——中医的"积",专指深入五脏的肿瘤结块。

因此中医认识癌前病变,干预癌前病变,都要早于西医。

中医预防和治疗"症瘕积聚",认为"升降、出入"是关键。"升降"主要指身体的上下、内外阴阳平衡。上热下寒、外寒内热都称为病态,需要调理。而"出入"主要指吸入气体、吃进去的东西、二便、月经等。从"入"而言,病从口入,病从气得。患者有时胸闷、纳差、乏力、腹胀、泛酸、疼痛、嗳气等症状,但胃镜没毛病,超声没毛病,肺 CT 也没毛病,因为没有质的改变!从"出"而言,二便不通,大便不爽、小便困难,月事当来不来,当走不走,小腹冷痛的人比比皆是。中医以"症瘕积聚"论,通过开痞散结、温化痰湿、活血逐瘀等方法消除"症瘕积聚",化癌前病变于无形。

中医源于"道医",道家的宇宙观以无中生有立论。疾病的发生发展也是从无到有,经历了无邪、有邪、量变、质变的过程。"症瘕积聚"描述的就是疾病从功能性病变——感觉异常,最后发展为器质性病变——长出肿块,并将质变成癌症。所以根除"症瘕积聚",其实就是防癌于未然。

相对于西医非得看到细胞的质变,有病理报告查出癌细胞才去治疗的观念,中医的防微杜渐,控制量变到质变的理论和手段相对更先进。"分清别浊,去邪留正"是预防"症瘕积聚"的不二之选,也是慢工出细活,不可能一蹴而就。中医给出理论,更多的预防则需要我们从更多的生活细节做起,不给"症瘕积聚"以机会。

从现代医学角度看中医的表里关系

中医理论,肺与大肠、心与小肠、肝与胆、肾与膀胱、脾与胃相表里。"表里"字面意思就是内外,中医上所说表里,是一种互为依存的关系,既是一种脏腑上的阴阳平衡,又是一种脏腑机能上的功能互补。肝与胆、肾与膀胱好理解,从解剖上看它们都在一个系统,肝脏分泌胆汁,胆囊储存释放胆汁到肠道;肾脏过滤形成尿液存储在膀胱中定期排出体外。但肺与大肠、心与小肠、脾与胃相隔较远,属于不同系统，他们的表里关系理解上比较困难。

肺与大肠，一个属于呼吸系统，一个属于消化系统，从解剖上互不关联。它们之间的联系，更多的是功能上互补——肺吸入清气，大肠排浊气；肺提供氧合，大肠排出糟粕。同时《自然》《科学》研究都证实，肺与大肠之间，不但功能互补，它们的细菌和免疫功能也是相通的。肠道内的微生物肺内都有，只是含量很低。肺部菌群不是唯一在肺炎中起作用的菌群，肠道菌群也可能对肺部健康有影响。肠道菌群和肺部菌群通过淋巴中的液体互相交换，肠道内的炎症介质也可以通过循环直接"外溢"到肺部

其实生活中也有肺肠相通的例子。当一个人排便时，攥紧双拳无论怎样也用不上劲。只有憋上一口气，屏气用力，才能够顺利拉出大便，这也是肺和大肠相表里的佐证。

心与小肠相表里就容易理解。全身静脉血，四肢占一半，腹腔占一半。身体静脉压的维持，都是小肠持续有规律的蠕动提供的。除此以外，四肢回到腹腔的静脉血，温度低于腹腔温度。小肠还负责加热回到腹腔的血液，始终保持恒温，因此小肠被称为"第二心脏"。因此心脏和小肠虽然分属循环系统和消化系统，但心脏负责泵血，小肠负责将全身血液送回心脏。一送一出，相互配合，共同完成血液的全身循环。

争议最大的是脾胃相表里。这里的"脾"，有人说是脾脏器官，有人说是胰腺。不管怎样争辩，中医上都认为"脾胃是后天之本"。其实从五脏关系上看，心、肝、肺、肾都有左右，唯独脾脏孤立。心肺在胸腔，肝脾在上腹，肾脏居中位于脊柱两旁，这与肾的"先天之本"功能相对应，它是根，因此在最下面。

再回到腹腔，从解剖上看，胃是消化器官，脾是结外淋巴器官。一个管消化，一个管免疫，确实没有联系。但我们从胃的解剖位置看，胃的下面是胰腺，左下方是脾脏。从脾门到胃底和胰腺中间连

起来，则是一个等边三角形。一方面，三角形位置最稳定，同时胃负责收纳，胰腺负责消化，脾脏负责保护，三者联动，才更符合表里关系定义。其次，从分量上说，三者联合才能够和肝脏左右对等，保持左右平衡。脾脏在左，胰腺在右，才能像心肝肺肾一样分出左右。最后，从古中医起源来说，医道相通，按照道家的"道生一，一生二，二生三，三生万物"观，只有脾、胃、胰腺三者联合，才真应了"三生万物"的"后天之本"的地位。因此，脾、胃相表里再带上胰腺更恰当。

其实中医的表里关系，也是中医化繁为简的哲学思想，可以为实，也可以是虚。中医从人体的小宇宙到八纲到六腑到五脏到四气到阴阳再到一统，其实就是由繁至简、由难到易、由实到虚。化实物为抽象，化虚无为新生，最后实现大道至简的中医整体观。

传统饮食方式逐渐退化

中华饮食源远流长。中国饮食文化直接影响到朝鲜、韩国、泰国、新加坡、日本、蒙古等国家，是东方饮食文化圈的中心。它还间接影响到欧洲、美洲、非洲和大洋洲，惠及全世界数十亿人。如今，面对日新月异的时代变迁，中国传统饮食方式在当代年轻人中逐渐退化。

中国人讲吃，不是单纯的一日三餐，解渴充饥，更多的是它蕴含人们认识事物、理解生活的哲理。满月要"吃"，周岁时要"吃"，生日时要"吃"，结婚时要"吃"，过寿时要"吃"，这种"吃"，表面上看是一种生理满足，但实际上"醉翁之意不在酒"，它是借"吃"这种形式表达了一种丰富的思想内涵。吃的文化已经超越了"吃"本身，获得了更为深刻的社会意义。

传统饮食方式体现着饮食活动的礼仪性。餐桌上的长幼之序，宾主之位，箸匙的排列、上菜的次序……都体现着一种秩序和规范。这不仅仅是一种餐桌礼仪,它更是一种内在的伦理精神。

传统饮食方式有抚慰社会心理功能。它既是人与人之间情感交流的媒介,又是一种别开生面的社交活动。朋友离合,送往迎来,餐桌上的依依惜别,久别重逢的欢喜雀跃,友情、感情上的风波等,往往借聚餐来表达和化解。从深层次看,这是饮食活动对于社会心理的调节功能。过去的茶馆,大家坐下来喝茶、听书、摆龙门阵或者发泄对生活的不满,实际上也是一种极好的心理按摩。

但是,当工作的竞争和生活的压力成为生活的主导,让苦于内卷的人们没有时间做饭;当大家庭逐渐消失降低了人们做饭的动力,让失去热情的人们不愿意做饭;当食品连锁市场化逐渐接管了中国人的餐厅,让不愿被生活羁绊得年轻人放弃了做饭。当年轻人去饭店成为常态化,年轻人的饮食方式快餐化,年轻人叫外卖标准化,那么中餐便会悄悄退化,取而代之的是统一标准化的商业化饮食模式——食材制作简单,方便快捷,口味一致,不难吃,也没有特色,就单纯地为了满足"胃"的需求。

当食物不再匮乏,人们吃饭的问题不再是能否吃饱的数量题,而变成值不值得做的计算题时,中国传统的饮食模式真的变得岌岌可危了。

非天作之食,不可入腹

刘纯为明清两朝太医,其在《短命条辩》中称"非天作之食,不可入腹。"话虽然说的绝对,但理是正确的。用现在话说就是"不是天然食品,不要吃"。

"天作之食"就是天然食品,也是现在特别强调的绿色食品。与之相对的是加工食品,特别是"超加工食品"。

"超加工食品"是指经过一系列复杂的工艺加工而成的食品或饮料。人们通过复杂工序将食物分解为物质,再将物质改良与重组,通过各种添加剂,让食物更加美味,保质期更长。然后再通过复杂包装,让人们感到爽心悦目,增加食欲和购买欲。这类食品往往高糖、高脂、高钠、高能量,容易诱发炎症反应,加速大脑的神经衰退和血管病变。

工业化的"超加工食品",除了基本天然成分外,还包含一些很少在厨房使用的配料,比如分离蛋白、谷蛋白、酪蛋白、乳清蛋白、机械分离肉、乳糖、香精、增味剂、色素、乳化剂、甜料、增稠剂、膨胀剂、消泡剂等。

常见的碳水化合物小麦、大米,为了好看、好吃,我们也对它们进行了"超加工",变成精制谷物。精加工后的小麦、谷物,麸皮和胚芽剥离后,麸皮和胚芽中含有的丰富膳食纤维、B 族维生素、镁、铁等人体需要的营养素和微量元素也随之消失。

"超加工"的目的仅仅是为了满足味蕾需求。我们在满足口腹之欲同时,也为身体摄入了过量的糖分。"超加工"食品的血糖指数非常高,增加了糖尿病、心脑血管疾病及包括癌症在内的各种慢性疾病发病率,而且更容易导致肥胖,变成了多种慢性疾病的"帮凶"。

天津医科大学公共卫生学院王耀刚教授团队在《神经病学》(Neurology)期刊上发表一项研究表明,每日摄入"超加工"食品的量每增加 10%,罹患老年痴呆的风险会随之增加 25%。

《英国医学杂志》的研究表明,食用大量"超加工"食品的男性罹患结直肠癌的风险比一般男性要高出 29%。与之关联最密切的"超加工"食品来自肉类、家禽或鱼类的即食产品和含糖饮料,比如香肠、培根、火腿、鱼饼、苏打水、水果饮料和含糖牛奶等。

其实,最好的食材,就是保持食物最本真的味道,享受天然甜,品味自然鲜。若加了太多调味料,反而会破坏食物的本味和营养,吃到的不是食物的原味,而是各种调味品的味道。现在看来,在食品工业化的今天,"非天作之食,不可入腹"反倒成了难以企及的奢求。

离地越近,离病越远

俗语"接地气,寿命长""光脚丫,长得壮""光脚的不怕穿鞋的"都是一个道理,都强调要"接地气"。"光脚的不怕穿鞋的"大多数人以为是穷人不怕有钱人。其实这句话的真正含义是,"接地气"的人比不"接地气"的人寿命更长。小孩子不爱穿鞋,但玩的特别高兴。我们脱掉鞋袜,在沙滩上走一走,不但身体舒爽,精神也特别放松。反过来,你给宠物穿上鞋,它死活不愿意。为什么? 这是动物的天性,就是接地气。

"接地气"符合古今养生原理。中医看来,天地之机在于阴阳之升降,天为阳,地为阴,一升一降,往复相生。《素问·生气通天论》说:"阴平阳秘,精神乃治,阴阳乖戾,疾病乃起。"人生于天地间,身体为最好导体,赤脚立于天地间,可以沟通阴阳,保持身体的阴阳平衡。其实健康生活的关键就要掌握一个"平衡"——人与自然的阴阳平衡。以天为被,以地为床,保持阴气充盈平和,阳气固密秘守,生命活动才会旺盛,身体才能健康无病。

现在城市,包括十八线的小城镇,住着单元楼,出门乘汽车,地下全是柏油水泥地,都市人时时刻刻被包裹在"绝缘体"中生活,根本没机会触及土地。虽然人总是要吃饭的,但只要有钱、有超市、有网购,土地就变成了一个虚无遥远的梦。从这个意义上说,现代人已经脱离农村的生活环境,不会再接触土地了。

离土地越近,离医院越远,过度清洁是要付出代价的。过敏是过度清洁的最常见病,日常生活中40%人患有过敏反应。过敏是免疫系统的"过激反应",人体免疫常备御林军无敌可杀,只能对花粉、微尘,甚至食品大动干戈。玩土、玩沙的孩子不仅快乐更多一些,还很少过敏,免疫力也更好一些。再看看 60、70 后这两辈人群,整体健康状况要远逊于父辈,甚至老年病发病年龄都大大提前,为什么? 因为他们过早地脱离了乡村生活,离地越来越远了。子孙后代呢? 他们干脆就没有接触土地。

刘纯在《短命条辩》里说:"病家不接地气,故阴阳不通。是之阳气自行消长,而症候随之消长。嘱病家每日赤足走路,半时辰即可。"离土地近一点,不仅可以少吃药,甚至不吃药。身体好了,身体的各种不良反应自然而然都消失了。

城市化是趋势,势不可挡。但是,为了身心健康,人无法切断与土地的联系。不论生活在城市还是乡村,人与土地之间,可以有一万种可能。人们应该有意识地接近土地,哪怕只是去公园踩踩泥土,呼吸一下花丛下泥土的芬芳。如果能够躬身力行,种种菜,养养花,那就最好不过了——耕作园艺能够缓解抑郁、增强免疫力!

癌症年轻化

《自然》杂志上,美国布里格姆荷妇科医院和哈佛大学最近的一项研究发现,1990 年以后出生的人相比 1970 年出生的人更有可能在 50 岁之前得癌。这意味年轻人将要比他们之前几代人更易受癌症沉重负担的拖累,同时也会给医保、经济和家庭带来连锁反应。

50 岁之前患癌称为早发性癌。研究发现,现在人们在 50 岁之前就患癌的可能性升高了。同 50 岁以后的癌症相比,早发性癌症具有不同的遗传特征,更容易扩散转移,这些癌症可能需要不同的治疗方法。

布里格姆荷妇科医院追踪了 14 种癌症,发现虽然患同一种癌症,但50 岁之前患病与 50 岁之后患病,其癌症的基因构成、侵袭性(是否容易扩散)和生长速度都不一样。这在结直肠癌、胰腺癌和胃癌中更加突出。

研究发现,我们在生命早期所接触的事物可能会影响晚些时候患癌的风险。包括饮食、生活方式、环境以及我们的肠道菌群。饮食习惯和生活方式是在生命早期形成的,例如肥胖。肥胖儿童长大更有可能变成肥胖成年人。肥胖成年人患癌的年龄可能会更早,这是因为他们接触致癌风险因素的时间更长。

高糖饮食、抗生素以及母乳喂养都会改变肠道细菌,并且随着时间推移发生变化,这些变化完全体现在我们肠道的细菌中。

孕妇饮食、肥胖、空气污染和杀虫剂等是增加慢性疾病和癌症概率的已知风险。相反,怀孕期间食物摄取严重受限,例如贫困或严重孕期反应,会增加后代罹患乳腺癌的风险。

明白早发性癌症的原因、真正重要的外部元素都有哪些以及可以采取什么预防措施,是为后代制定癌症防治政策的第一步。

癌症防治,吃比治疗更重要

《中国肿瘤患者营养膳食白皮书(2020—2021)》显示,癌症患者重度营养不良发生率达58%。美国《营养》期刊统计,40%癌症病人死于营养不良,而非癌症本身。

身体在与癌细胞抗争的过程中,急需优质蛋白质、碳水化合物、矿物质、维生素等。如果营养迟迟补充不到位,患者不耐受针对癌症的治疗,自然康复比较慢,治疗相关花费也更多。

因此癌症患者,学会如何吃比治疗更重要。癌症患者的营养支持,应该贯穿整个治疗和康复的全过程。抗击癌症的主要防线是人体的免疫力,身体状态如何,免疫力的强弱,直接决定治疗效果和恢复程度。因此维持人体抗癌的基础是营养支持。

优质蛋白是构成机体的重要物质,包括人体免疫系统中的各种免疫器官、免疫细胞和免疫分子,如溶菌酶、免疫球蛋白、抗原、抗体、乳铁蛋白等都是蛋白质。蛋白质缺乏,血清球蛋白含量降低,影响人体的免疫功能,易造成感染。

脂肪是人体高效的能量库,多不饱和脂肪酸还能有效增强人体免疫系统的防御功能,但过量的饱和脂肪酸可能会对人体免疫起到抑制作用。

碳水化合物是一切生物体维持生命活动所需能量的主要来源。它不仅是营养物质,而且有些还具有特殊的生理活性。它是构成机体组织的重要物质,并参与细胞的组成和多种活动;膳食碳水化合物的摄入可以节约蛋白质、抗生酮、解毒和增强肠道微生物功能。

维生素和矿物质与体内代谢的各种酶、激素和抗体有关。直接或间接影响人体免疫系统。人体缺乏钙、铁、锌、硒等元素时,会使免疫细胞活性下降、抗体分泌减少。

其他诸如植物中含有的膳食纤维、类胡萝卜素、皂苷、多酚、大蒜素等与肠道微生物关系密切,通过改善肠道菌群促进身体代谢、抗氧化和增强机体免疫力。

国内对近3万名各类癌症患者15年流行病学调查发现,有23%的患者长期生存了下来。能够长期生存的癌症病人没有一个是营养不良。吃得好一些或努力多吃些的患者,中位生存时间平均不低于19个月;而营养不良的,中位生存时间平均不足8个月。营养不良越重,患者的预后也越差。

因此,癌症防治过程中吃得好,吃得下,有助于延长生存时间,提高抗癌质量。

癌症康复期体重不能快速增加

癌症是一种消耗性疾病,癌细胞的消耗是正常细胞的十几倍,因此癌症患者70%以上会有体重减轻。通过手术、放化疗等综合治疗后,癌症控制了,癌细胞消耗停止了,体重才能够慢慢恢复。治疗后的体重增加,一定程度上也是癌症控制的一个标志。

癌症控制后,纳差症状缓解,食欲增加。我们都有一个误区,大病之后好好补补,肥甘厚味天天不断,营养过剩。再加上运动少,癌细胞被杀死消耗减少,使体重短期内超过患病前体重,甚至超重、肥胖。

但是,癌症治疗后,如果体重过快增加,反而对身体康复不利,甚至会促进肿瘤复发。

成年人体重增加,肌纤维不会增加,但是通过锻炼,肌纤维可以增粗,使肌肉更有力,抗压能力更强。因此成年人体重增加,主要是脂肪。

正常情况下,脂肪主要分布在人体皮下组织、大网膜、肠系膜和肾脏周围等处。体内脂肪的含量常随营养状况、能量消耗等因素而变动。体内脂肪既是体内的能量储备,又能够供给必需的脂肪酸,作为细胞激素成分;既能够调节体温又可以保护内脏器官;既能够增加食欲,促进一些维生素的吸收,又增加饱腹感。因此正常体重范围内,体内脂肪可以增加机体的抗病能力及抗压能力。

但癌症治疗后的体重增加,特别是短期内体重增加,主要是皮下、内脏脂肪增多。同时高脂肪、高蛋白饮食可以改变肠道菌群组成,抗癌代谢产物的产生减少,而有害代谢产物如去氧胆酸等促癌物的产生增加,从而导致肝细胞癌、结肠癌和食管癌等癌症的发生风险明显增加,增加癌症复发风险。

因此,癌症康复后重要的是营养均衡,在适量蛋白质和脂肪摄入的基础上,增加五谷杂粮、蔬菜等膳食纤维摄入,膳食纤维被肠道益生菌分解产生的短链脂肪酸对机体代谢产生有益影响。同时膳食中的植物多酚及木质素,均具有抗癌活性,改善癌性体质,恢复健康体魄。

另外,脂肪的消化率与它的熔点有关,含不饱和脂肪酸越多熔点越低,越容易消化。因此,植物油的消化率一般可达到100%。

动物脂肪,如牛油、羊油,含饱和脂肪酸多,熔点都在 40 ℃ 以上,消化率较低,约为 80% 。

因此,癌症康复期,健康饮食和规律的生活习惯尤为重要。体重恢复到病前水平后,应该注意体重的变化,争取将体重指数(即 BMI,体重除以身高的平方值)维持在 18.5 ~ 22.9 千克/平方米;最多不超过 25 千克/平方米。

低温抑癌

癌症是一种消耗性疾病,晚期癌症病人经常表现为极度消瘦、形似骷髅,这与癌细胞无限制地生长、增殖和转移需要摄取大量的葡萄糖进行有氧糖酵解提供能量有关。直接阻断糖酵解通路、减少肿瘤细胞的能量供应,不失为一条可行的治疗策略。

一种简单、方便、经济可行的癌症辅助治疗方法应运而生,甚至在家都能完成。更是渴望减肥人群的福音。

《自然》杂志上,来自瑞典卡罗林斯卡学院的华人科学家曹义海教授团队的一项研究证明:通过低温激活体内的棕色脂肪细胞耗能产热,与肿瘤细胞抢夺葡萄糖,使得肿瘤细胞"无糖可用",可抑制多种肿瘤生长。人体试验中,22 ℃ 的低温疗法同样展现了其治疗潜力。

研究团队将皮下移植了结直肠癌肿瘤细胞的小鼠,置于 4 ℃ 的环境中,肿瘤生长速度明显被抑制,肿瘤组织内增殖的细胞占比非常低,肿瘤小鼠总生存期翻倍。低温治疗期间,利用 PET-CT 显示小鼠体内葡萄糖的去向,4 ℃ 的环境下,可以看到葡萄糖大量聚集在小鼠棕色脂肪区域,而肿瘤区域的葡萄糖摄取则显著下降。

除了结直肠癌,在其他的癌症类型包括纤维肉瘤、乳腺癌、黑色素瘤,甚至是"癌中之王"胰腺癌的小鼠身上,低温都能够抑制这些肿瘤生长,说明"低温疗法"适用于多种癌症。

研究人员利用代谢组学技术发现，在低温状态下，小鼠肿瘤组织中糖酵解相关的代谢产物减少，而棕色脂肪组织中糖酵解相关代谢产物增多、脂肪组织呈现出小的多房结构、线粒体含量及微血管密度增加，有氧代谢被激活。这进一步说明了，低温时棕色脂肪组织激活能够与肿瘤组织争夺葡萄糖，抑制肿瘤细胞糖酵解产能。

健康人群中的低温试验，同样效果惊人。6 名健康志愿者身着 T 恤、短裤，在 16 ℃ 的环境中每天 2 ~ 6 小时，持续 14 天，PET-CT 显示这些年轻人颈部、胸骨旁区域以及双侧锁骨上的棕色脂肪正在"燃烧"，虽然每个人脂肪燃烧的程度有差异，不过这至少也说明了，16 ℃ 的温度就能使健康成人棕色脂肪激活。

而在唯一的一名淋巴瘤患者的试验中，研究人员对其进行的是为期 7 天 22 ℃ 更加温和的"低温治疗"，结果还是比较鼓舞人心的：同样这名患者棕色脂肪区域被激活，摄取葡萄糖增加，而纵隔淋巴瘤部位的葡萄糖信号显著降低。

但是，当癌症小鼠的棕色脂肪组织被切除，或补充 15% 的葡萄糖溶液使葡萄糖供过于求时，低温抑制癌症生长的效果消失，进一步证实低温抑癌关键在于棕色脂肪产热。

看来，在低温治疗癌症或减肥时，如果同时摄入营养过剩，此时棕色脂肪虽然也在孜孜不倦的燃烧葡萄糖，但在葡萄糖供过于求的情况下，肿瘤组织和白色脂肪也分到了一杯羹，低温抑癌和减脂失败。这就再次强调了一个事实，限制肿瘤细胞摄取葡萄糖，不能让肿瘤组织"尝到一点甜头"的重要性。

癌细胞代谢的"有心无力"

一百年前，德国科学家就观察到癌细胞会摄取大量的葡萄糖，但是，同时也发现癌细胞似乎会浪费大量的葡萄糖并把它转化为乳酸排出体外。通常来说，细胞代谢的过程是严格调控的，而非浪费的,这一点让人非常费解。

2022 年,《分子细胞》(*Molecular Cell*)上发表了美国 Gary Patti 教授领导的研究团队文章,研究团队利用检测细胞内代谢物的"代谢组学"技术,分析了 60 种人类癌症细胞的上百种不同的代谢路径后发现,癌细胞浪费葡萄糖的机理是因为一些转运关键营养物质的转运系统在癌细胞中达到饱和所导致的。

什么是转运系统呢? 例如细胞中线粒体是产生能量的重要场所。但是,葡萄糖不能自由进出线粒体,它们需要一个运输工具,才能从线粒体外运送到线粒体内部。癌细胞其实也不想浪费葡萄糖,它也想让葡萄糖在线粒体中代谢以便获取更多、更快的能量。但是癌细胞线粒体缺乏葡萄糖运输工具,正常细胞每分钟可以送 10 次,癌细胞只能够运 1 次。因为癌细胞的能量转运系统的负载有限,所以癌细胞必须大量摄入葡萄糖,在那等待葡萄糖的运输。如果不这样,葡萄糖都让其他细胞拿走了,癌细胞便没有原料可运了。所以癌细胞只能浪费大量葡萄糖才能够满足自身的能量需求。

举个更直观的例子,飞机场有成千上万的人都想去同一个宾馆入住。但是机场只有一辆大巴,那么毫无疑问,很多人将会被滞留。他们中的一些人就可能选择去其他宾馆。癌细胞的代谢也是如此。癌细胞为了不让这么多葡萄糖去其他"宾馆",必须先把这些葡萄糖圈起来,慢慢往里送。实在送不完情况下,那只有再赶出来。赶出来的这一部分就是被白白浪费的葡萄糖。

这个研究告诉我们,要么多运动激发正常细胞活力消耗更多葡萄糖,让癌细胞无糖可用;要么限制葡萄糖摄入,不给癌细胞储藏葡萄糖机会,缺乏能量摄入无法生长。因此,运动和饮食调节应该贯穿肿瘤防治全过程。

癌细胞也会断臂求生

放射治疗已成为治疗恶性肿瘤的主要手段之一。通过治疗机或加速器产生的 X 射线、电子线、质子束及其他粒子束穿过细胞时,触发细胞广泛的 DNA 损伤,包括 DNA 的双链断裂、单链断裂、链间交联,从而引发细胞的死亡或细胞周期停滞,达到杀死癌细胞的目的。

然而,在临床治疗中,放疗后仍有一些癌细胞会存活下来,从而导致治疗后的癌症复发。因此癌细胞对放疗的抵抗是提高放疗疗效的一个巨大障碍。

《科学》上发表了丹麦根本哈根大学 Claus Sorensen 等人的研究成果,揭示放疗抵抗的关键是"癌细胞的断臂求生"。该研究发现,放疗后 12 ~ 18 小时,癌细胞 DNA 上会出现一些神秘缺口,这些缺口实际是 DNA 内切酶——DNA 裂解因子 40 导致 DNA 单链断裂缺损。DNA 裂解因子 40 也是半胱天冬酶的 DNA 激活酶(CAD)。

正常细胞在遭遇放、化疗等基因毒性时通常会在 G_1 期暂停细胞分裂,从而导致细胞彻底消灭。为了生存,在放疗压力下,癌细胞激活 CAD 表达,让癌细胞主动选择了在 G_2 期暂停细胞分裂,以防止在放疗时继续分裂导致致命的染色体双联断裂。当 CAD 带来的 DNA 断裂通知了癌细胞,就会激发癌细胞内的修复机制对危险 DNA 损伤进行修复,使这些断裂的 DNA 单链再次愈合,恢复癌细胞活性。

这个研究告诉我们,癌细胞是顽强的,无论怎么治疗,癌细胞都有保命手段。这些残存的癌细胞随时会死灰复燃,导致癌症复发。因此,癌症治愈后的定期复查和必要的药物预防是必须的,不能坐等疾病复发。

肿瘤中存在天然抗体

肿瘤免疫疗法为广大癌症患者带来了新的希望,该疗法依赖于激活患者自身的免疫系统,促使机体更有针对性地消灭癌细胞。遗憾的是,免疫疗法并非对所有的癌症患者都有效。

事实上,现有的免疫疗法大多依赖于一种免疫防御——T 细胞对抗肿瘤的能力。然而,癌症患者的 B 淋巴细胞也可以产生对抗肿瘤的天然抗体,这大大出乎人们意料。

在过去的研究中,人们在肿瘤组织中已经发现了天然抗体,但都认为是由身体产生的,与癌症没有任何关系。2022 年,以色列魏茨曼科学研究所的研究人员在《细胞》(Cell)上发表了一篇文章,该研究证实,癌症组织中的天然抗体是由癌症病人的 B 淋巴细胞产生的。这些天然抗体对肿瘤细胞进行了有针对性的攻击,并精确地结合到肿瘤分子上。

癌症是人体正常组织的一部分,这些抗体针对癌症的攻击相当于攻击人体自身,这本身非常令人惊讶。因为免疫系统对人体组织的攻击通常是有害的,会导致自身免疫性疾病。然而,对于癌症来说,这个过程显然是有益的。而同样令人费解的是,为什么这种有益的攻击并没有能杀死肿瘤。

研究人员表示,癌组织内的天然抗体没有消灭癌细胞,一个最根本的原因可能是免疫系统的衰竭。癌症发展需要数月甚至数年时间,在与癌症抗争了这么长时间之后,免疫系统可能已经"筋疲力尽",无法提供有效杀死肿瘤所需的足够抗体。另外,除了抗体之外,自然杀伤细胞(NK 细胞)的配合也是必需的。

从以上研究可以看出,当我们通过治疗将肿瘤负荷降低到一定程度时,肿瘤内的抗体配合身体强大的武器储备,肯定能够实现带瘤生存。因此任何希望对肿瘤赶尽杀绝的想法是错误的,身体同样有强大的自愈力需要去开发。

五谷作为主食

2022 年《中国居民膳食指南》要求我国健康人群的碳水化合物

供给量为总能量摄入的 55% ～65% 。碳水化合物的主要食物来源有:糖类、谷物(如水稻、小麦、玉米、大麦、燕麦、高粱等)、水果(如甘蔗、甜瓜、西瓜、香蕉、葡萄等)、干果类、干豆类、根茎蔬菜类(如胡萝卜、红薯、土豆)等。

食物中的碳水化合物分成 2 类:人可以吸收利用的有效碳水化合物如单糖、双糖、多糖和人不能消化的无效碳水化合物如纤维素。

机体中可利用的碳水化合物的存在形式主要有 3 种:葡萄糖、糖原和含糖的复合物。

可利用碳水化合物是为人体提供能量的 3 种主要的营养素中最廉价的营养素。它是一切生物体维持生命活动所需能量的主要来源。碳水化合物不仅是营养物质,而且有些还具有特殊的生理活性。它不但是生命细胞结构的主要成分及主要供能物质,同时也具有调节细胞活动的重要功能。

可利用碳水化合物中含有丰富的抗氧化物质麦角硫因,尤以菇类、燕麦和谷物中含量最多,这也是保证身体不患癌症的基础。

地球上一切有细胞的生命都离不开氧化还原反应,在氧化还原反应过程中也会产生活性氧(ROS)。活性氧会使细胞、组织遭受氧化损伤而无法生存,因此,生物体对氧化应激损伤的快速修复对于细胞的存活至关重要。体内抗氧化损伤主要 2 种物质:一种是低分子量(LMW)硫醇,比如谷胱甘肽(GSH),它是维持生理条件下细胞内氧化还原稳态所需的。另一种抗氧化剂麦角硫因(EGT),它是一种天然氨基酸,具有显著的抗氧化、抗炎、保护细胞和抗紫外线辐射等特性。麦角硫因生理条件下不发挥作用,但在强氧化剂如次氯酸(漂白剂)和过氧亚硝酸盐存在环境中,麦角硫因便具有强大的抗氧化能力。

次氯酸(漂白剂)和亚硝酸盐是一类致癌物。自来水消毒主要是漂白剂,如果加热不充分便会生成次氯酸。长期摄入次氯酸可以使结肠癌发病率升高。硝酸盐和亚硝酸盐是自然界中最普遍的含氮化合物。人体内硝酸盐在微生物的作用下可还原为亚硝酸盐。同时亚硝酸盐作为防腐剂广泛应用。亚硝酸盐与肉食中的胺反应，生成亚硝基化合物，或者亚硝酸盐在人体酸性环境下转化为亚硝胺，这些亚硝基化合物均是致癌因子。因此充足的膳食碳水化合物是人体麦角硫因主要来源，保护身体的组织器官免受强氧化损伤，降低癌症的发病率。

不能消化的无效碳水化合物又称膳食纤维，《柳叶刀》称它为"人体的长寿营养素"，因此膳食纤维又被称为人类的"第七大营养素"。《柳叶刀》的研究表明，膳食纤维的摄入量和人类长寿有关，人体每日摄入 25～29 克膳食纤维，可降低全因死亡率、心脑血管疾病死亡率以及包括肿瘤在内的多种慢性疾病的发病率。

膳食纤维只有进入肠道才能够再利用。膳食纤维经过益生菌发酵后产生短链脂肪酸，该物质可以调节肠道内的 pH 值，促进肠道内益生菌生长，同时抑制有害菌生长，有效改善肠道内菌群内环境，让肠道微环境变得更加健康。

食物需要多样化

人为了保持健康，身体需要多种营养物质，包括碳水化合物、蛋白质、脂肪、维生素、矿物质等。从营养学的角度看，没有最好的食物，只有合理的选择。食物种类万千，营养特点各异，注重多样化、均衡化是选择食物的"金标准"。

生活中，从来没有一种单一的食物能补充人体所必需的所有营养物质，而且各种食物中含有的营养物质也不止一种。

比如牛奶中就含有蛋白质、脂肪、碳水化合物、核黄素与其他B 族维生素、维生素 A、钙、磷和其他营养物质；而肉类中则含有蛋白质、若干种 B 族维生素、铁和锌。牛奶虽然营养丰富但只含有少量的铁,而肉类虽然含铁量高,但只含有少量的钙。因此,膳食中必须含有多样化的食物,才能满足身体所需要的全部营养物质。

米、面是主食,属于谷类,以碳水化合物为主,是中国人每日能量的主要来源,亦是最经济的能量来源。蛋白质、维生素、微量元素等要发挥作用,必须在能量充足的情况下才有保障。米、面除了富含碳水化合物外,人类每日所需的 B 族维生素、矿物质、膳食纤维、蛋白质等,有一半以上的都来源于主食。

人一天吃进去的食物,如果以重量来衡量,蔬菜是最多的,大约为 1 斤左右,但蔬菜热量低、体积大,富含膳食纤维、矿物质(钙、钾)、维生素和植物活性物质。深色蔬菜中植物活性物质包括 β-胡萝卜素、花青素、番茄红素等的含量要高于浅色蔬菜,它们在预防人类心脑血管疾病、防癌抑癌方面发挥重要作用。

类黄酮是蔬菜、水果中重要的功能成分之一,有较强的抗氧化、抑制微生物生长、抑制肿瘤细胞生长等作用。洋葱、芹菜、西芹、藕、豆角、油豆角、红甜菜、甜椒、苦瓜、石榴、山楂、红提、草莓、巨峰葡萄、芒果、猕猴桃、龙眼、冬枣等蔬菜水果中类黄酮类物质含量比较丰富。因此蔬菜、水果多样化选择是保证营养素均衡摄入的前提。

其实,我们每天摄入的丰富饮食,一定程度上也是由我们肠道内微生物决定的。肠道微生物的多样性要求我们的饮食必须多样性。

不同的肠道微生物,需要不同的食物。细菌的多样性,也要求食物多样化。一般情况下,肠道菌群只能吃人"吃剩下"的食物,包括人体没有及时消化或者消化不了的食物。益生菌喜欢膳食纤维,有害菌喜欢肥甘厚味,而且有益菌必须和有害菌抢食吃。有益菌抢食的能力比有害菌略差一些,如果肠道里一直都是有害菌喜欢的食物,那有益菌就只有饿肚子的份了。此消彼长,有害菌便成了肠道里的主宰,益生菌甚至全军覆没了,人便会患各种各样的疾病。

　　肠道菌群所需的营养主要来自宿主难以消化吸收的膳食纤维和膳食蛋白质,宿主分泌蛋白以及宿主血液中的乳酸、3-羟基丁酸和尿素,肠道菌群可利用纤维和尿素合成氨基酸,调节人体功能、影响人体健康。

　　不同肠道菌的营养偏好各异,饮食变化对肠道菌群组成的影响可反映肠菌的营养偏好。例如厚壁菌门成员偏好膳食纤维和膳食蛋白质,拟杆菌门成员偏好膳食纤维和宿主分泌蛋白,而阿克曼菌偏好宿主代谢物乳酸;但阿克曼菌的特别有趣之处在于,与大多数其他有益细菌不同,它不完全依赖于我们的饮食来喂养。即使消化道中没有营养物质,它也会以肠黏膜层中的黏蛋白为食。单纯膳食纤维无法生长,必须和蛋白质一起才能够促进阿克曼菌的生长。

　　因此,饮食多样化,除满足身体的营养需求外,最主要的是能让这些不同的肠道细菌都有足够食物,保持肠道菌群的动态平衡,发挥肠道菌群功能。偏食是造成肠道菌群失调与 2 型糖尿病、癌症等相关疾病的重要原因。

　　怎样知道我们肠道内的菌群组成,怎样通过调节饮食结构优化肠道菌群? 可以通过肠道菌群测序,了解不足的肠道菌群,针对性补充相应的营养,来促进其生长,改善肠道菌群;同时,平常要均衡饮食,让不同肠道菌群都有足够营养;必要时可以针对性补充一些益生元等功能性食品。

　　食物多样性应遵循以下原则。

　　◆食物的生物学属性愈远愈好,如动物性与植物性食物混食时蛋白质的生物价值超过单纯植物性之间的混合。

　　◆搭配的食物种类愈多愈好,各种食物要同时食用。

　　因为单个氨基酸吸收到体内之后,一般要在血液中停留约 4 小时,然后到达各组织器官,再合成组织器官的蛋白质;而合成组织器官的蛋白质所需要的氨基酸必须同时到达,才发挥氨基酸的互补作用,装配成组织器官蛋白。

因此,人类只有讲究多种食物的搭配,才能保持膳食平衡,满足人体机能所必需的营养成分,从而保证身体的健康。

年龄越大,患癌机会越大

人会衰老,这是自然规律。作为人体中的免疫细胞必然也会遵循自然规律,随着年龄的增长而慢慢变老,人体的免疫力也会随之一起衰老。衰老的免疫细胞识别以及击杀肿瘤的能力也会下降,人体罹患癌症的概率就增加了。

从40岁开始,随着年龄的增加,T细胞的多样性也会逐渐减少。除年龄外,一些不良的习惯也在加快免疫细胞的衰老。例如吸烟会阻塞免疫T细胞通道,延缓它们的行动;肥胖会减少肿瘤内免疫细胞CD8$^+$T细胞的数量和抗肿瘤活性;而经常熬夜睡眠不足,有可能导致免疫系统的崩溃。衰老的免疫细胞同时也是最危险的"僵尸细胞",除了自己丧失功能外,还会同化正常免疫细胞,加速其他器官衰老。

因此,癌症发病率的增加背后更大的原因并不是基因突变,关键在于衰退的免疫系统。

免疫系统衰老的主要原因是胸腺的退化。胸腺是机体重要的淋巴器官,是T细胞分化、发育、成熟的场所。随着年龄的增长,胸腺平均每16年缩小一半,所以T细胞的产量也会相应下降。

免疫监视理论认为,体内存在癌细胞,但是正常情况下免疫系统会在肿瘤形成之前消灭它们。一旦免疫系统变弱,免疫细胞数量减少,T细胞无法持续监测癌细胞,癌细胞存活的概率就会增加。研究人员将T细胞和癌细胞之间的较量比喻成"战争",低于这个阈值,人体就不会得肿瘤,一旦超过这阈值,癌细胞就会获胜,身体长出肿瘤。

目前针对肿瘤的免疫治疗,主要是 PD-1、CAR-T。CAR-T 主要作用于血液肿瘤,因为无法进入实体瘤对实体瘤效果不显。"PD-1"作为明星药,被广泛使用,事实上你即使恢复了 T 细胞功能,这个曾经被肿瘤细胞虐待过的"病态"T 细胞,又能对"狡猾"的肿瘤细胞奈何!

真能彻底消灭肿瘤的是人体的基础免疫,也就是患者本身强弱。古人说"壮人无积"就是这个道理。中医的"积"特指深入脏腑的肿块。研究证实,当人体免疫细胞功能足够强大时,肿瘤细胞释放的 PD-L1 只能乖乖待在肿瘤细胞内质网上,无法释放到血液与 T 细胞表面 PD-1 抗体结合,不能抑制 T 细胞免疫活性,就不能对人体造成伤害。

现代医学治疗手段如手术、化疗、放疗以及一些靶向治疗杀伤肿瘤细胞的同时也会损害患者基础免疫。如何保证在攻击肿瘤的同时,免疫细胞协同发挥最大作用而且不受损害是每个肿瘤工作者需要解决的,也是每个肿瘤患者所必须面对的。

肿瘤免疫微环境关乎肿瘤发生发展、转移,肿瘤内部免疫细胞绝大多数来自骨髓免疫细胞,因此肿瘤免疫微环境与骨髓免疫微环境息息相关。肿瘤细胞要生长,首先释放趋化因子,进入骨髓让不成熟骨髓免疫细胞释放出来,汇集到肿瘤周围,促进肿瘤生长转移。可见只有保护好肿瘤患者骨髓才能改善肿瘤免疫微环境,抑制肿瘤的复发转移。

物无美恶

在网络上和养生讲座中,他们经常会以醒目的标题,夸张的语言,去夸大食物中某一方面的益处或害处,并且绝对化。而且同一食物,不同文章偏重点又不一样,同样内容会出现不同的功用,让人们无所适从。

其实,物无美恶,食物都有两面性。动植物为了生存,产生营养物质同时,自身也会合成反营养物质,保护自己不被其他伤害或被吃掉。因此自然界也就没有绝对的益处和害处。砒霜能够治病,瓜果也会伤人。同一物品,不同个体,反应也是不一样的,正如"彼之甘饴,汝之毒药"一样。

物无美恶,过则为灾。因此,没有最好的,只有适合的。关键是一个"度"的把握——适量、多样、均衡。

食物中的反营养物质

反营养物质是植物性食品中含有的化合物,会影响人体吸收一些基本营养物质的能力。最常见的反营养物质包括植物凝集素、单宁、植酸、草酸盐和蛋白酶抑制剂,它们主要存在于谷物、种子和豆科植物中。

反营养物质是植物保护自己免受昆虫和有害微生物危害的一种防御机制。反营养物质不一定有害。如果饮食种类丰富,那这些化合物就没什么可担心的了。在人类身上,反营养物质被认为会导致营养不良、肥胖、恶心、皮疹和头痛。

反营养物质是否有害可能取决于一系列不同的因素。例如,大多数负面影响发生在人们生吃富含反营养物质的食物时。然而,在它们经过烹饪或通过浸泡、催芽、碾磨等方式加工后,这些不良反应就会消失。

(一)硫代葡萄糖苷

硫代葡萄糖苷是十字花科蔬菜,如西蓝花、卷心菜、花椰菜、油菜、芥菜和山葵等食物中一类含氮、含硫的植物次生代谢产物。人们通常把硫代葡萄糖苷称为致甲状腺肿素——一种能够干扰甲状腺素分泌的物质。

根据《细胞》杂志发表文章称,十字花科蔬菜含有一种叫做芥子酶的酶。这种酶可以分解异硫氰酸盐、腈等多种生物活性代谢产物生成硫代葡萄糖苷，保护自己免受害虫的侵害。但当人类摄入这些蔬菜时，生吃时大多是有害的，它们会干扰碘的吸收，导致甲状腺问题。彻底的烹饪过程会抑制芥子酶的分泌，减少硫代葡萄糖苷合成。

研究表明，致甲状腺肿素含量必须超过194微摩尔，才能限制碘的生物利用度。十字花科蔬菜中只有羽衣甘蓝、结球甘蓝和俄国紫甘蓝含有足够多的致甲状腺肿素。越来越多的证据表明，低含量的硫代葡萄糖苷实际上可能对我们的健康有益。能降低炎症水平，打击自由基，保护器官免受各种化学物质的伤害。

（二）植物凝集素

植物凝集素是指主要存在于豆角、花生、黄豆等豆科植物以及全谷物等谷类食物中，能够与碳水化合物结合的蛋白质。植物凝集素能够附着在红细胞中的碳水化合物成分中。红细胞黏滞度增加，形成血凝块血栓的风险增加。由于植物凝集素对消化酶有抵抗力，它们可以黏附在肠道壁上，增强它们的渗透性。这一过程会导致免疫系统过度激活，从而降低钙、铁、磷、锌等营养物质的生物利用度。

然而，高温烹饪、催芽和发酵已被证明能显著降低食物中的植物凝集素含量。少量的植物凝集素有助于摧毁癌细胞，降低2型糖尿病的风险，甚至降低HIV病毒的威力。

（三）草酸盐

草酸盐是很强的有机酸，主要存在于绿叶蔬菜、茶叶、豆类、坚果和甜菜中。它们能够与钙、铁和锌结合，产生不溶于水的盐。可以增加患肾结石、胆结石的风险。草酸盐分2类：可溶和不可溶。可溶草酸盐较不可溶草酸盐具有更强的形成肾结石的能力。

但与大多数反营养物质一样，这种说法背后的科学原理并不是非黑即白。通常经过烹饪过程后就可以减少草酸盐的含量,包括炖煮、浸泡和发酵等。

其他因素也可以导致草酸盐肾结石的形成。这包括饮食中摄入的钙、镁和钾过少、肾脏过滤能力降低和维生素 C 摄入量过高等。另外,肠道微生物群也可能会加快草酸盐形成肾结石的这一过程。

(四)植酸

植酸是一类以磷酸根为基础的化合物,主要存在于全谷物等谷类食物、豆类、坚果和种子中。燕麦、干蚕豆和苋属植物含量最高。高浓度的植酸在胃部酸性条件下,可与锌、铁和钙结合,降低它们在消化道的生物利用度。同时,植酸还能抑制肠道消化酶的活性,影响肠道内营养物质的合成及吸收。

然而,植酸是否会对我们的健康产生负面影响可能取决于几个因素。

第一,植酸作为均衡膳食的一部分被摄入后,其危害很小。

第二,食物中丰富的维生素 C 可以减少植酸的负面影响。

第三,烹饪、浸泡、发酵和催芽可以降低这些反营养物质的水平。

(五)皂苷

皂苷是一类复杂且具有化学多样性的化合物,与水混合后能够产生"泡沫"。它们主要存在于豆科植物中,能够干扰营养素的吸收和红细胞的功能。

相对于自身的反营养性,这些化合物的益处对人体更重要。这些化合物有助于治疗一系列消化系统疾病。皂苷对高温很敏感,烹饪、浸泡和焯水可大大降低它们的含量。

(六)单宁

单宁是一类苦味多酚。豆类、咖啡、茶叶、葡萄酒和葡萄含此类反营养物质的浓度较高。虽然高浓度的单宁能够降低消化酶的活性，并影响微量营养物质尤其是铁的吸收。但是，少量摄入此类化合物可能对我们的健康大有裨益，可以预防一系列心血管疾病、神经系统疾病和代谢紊乱问题。

不同于其他反营养物质，单宁是耐热的。然而，人们可以通过摄入维生素 C、肉、鱼和家禽等其他营养物质促进铁吸收，从而减轻其负面影响。

长寿食品

红薯原产于美洲中南部，大约在明朝万历年间传入中国。作为一种产量高、适应性强的粮食作物，红薯在我国大多数地区都有种植。

红薯富含蛋白质、淀粉、果胶、纤维素、氨基酸、维生素及多种矿物质，有"长寿食品"之誉。同时也是营养最均衡的保健食品，有"第二面包"的美誉。

红薯中必需氨基酸含量，特别是粮谷类食品中比较缺乏的赖氨酸，在红薯中含量比大米、面粉要高很多。红薯与米面混吃，可以得到更为全面的蛋白质补充。

红薯中膳食纤维相当于米面的 10 倍，其质地细腻，不伤肠胃，能加快消化道蠕动，有助于排便，清理消化道，缩短食物中有毒物质在肠道内的滞留时间，减少因便秘而引起的人体自身中毒，降低肠道致癌物质浓度，预防痔疮和大肠癌。

红薯，特别是白红薯，还含有丰富的黏液蛋白，这是一种多糖与蛋白质混合物，能保持消化道、呼吸道、关节腔、膜腔的润滑和血管的弹性，防止脂质在动脉管壁上沉积而引起的动脉硬化，可以防止肝及肾脏等器官结缔组织的萎缩，可以减缓人体器官的老化，提高肌体免疫力。

白红薯含有的糖蛋白,具有很好的抗突变、降血脂和增强免疫力的作用。白红薯中还有一种叫"去氧表雄酮"的生理活性物质,对脑细胞和内分泌腺素的活力有很大的促进作用,故能延缓智力衰退和增加人体的抵抗力。

红薯中丰富的维生素、必需氨基酸和膳食纤维,加上"去氢表雄酮",在癌症预防上,特别是预防肠癌和乳腺癌,具有特殊功效。因此,说红薯是有超级抗癌功能的健康食品一点也不夸张。

红薯的热量只有大米的1/3,而且因其富含纤维素和果胶,可以阻止糖向脂肪的转化,是一种理想的减肥食品。同时纤维素能吸收一部分葡萄糖,使血液中含糖量减少,有助于预防糖尿病。

红薯虽好,但在吃法上应有讲究。首先需要控制食用量,以200克1次为宜;其次不要空腹食用;再者红薯不宜生吃。

还有一些人非常喜欢吃烤得酥酥软软的红薯皮,但是红薯皮中生物碱含量较多,吃太多的话,同样可能引发肠胃不适。

和身体营养结构最接近的食品

鸡蛋,被认为是最适合人类的营养食品。不但富含天然优质蛋白质,包括胆固醇、不饱和脂肪酸、维生素及各种矿物质含量也很丰富。但碳水化合物的含量很低,每100克平均只有2~3克,基本可以忽略不计。

整蛋的蛋白质含量为13.3%左右,蛋黄中蛋白质为15.2%,蛋清为11.6%。蛋黄中除了蛋白质,还有必需脂肪酸、卵磷脂、维生素A、维生素B_1、维生素B_2、钙、锌以及胆碱、甜菜碱、叶黄素等营养成分。如果仅吃鸡蛋中蛋清,蛋白质本身的利用率低于牛奶和肉类,只有蛋黄和蛋清一起吃,鸡蛋的蛋白质利用率才最高。因此蛋黄才是鸡蛋中的精华,而大部分人却巧妙地躲过了它。

2018,北京大学与中国医学科学院、英国牛津大学联合进行研究表明,每天摄入 1～2 个鸡蛋的人群,心血管疾病发病风险降低11%、缺血性心脏病风险降低 12%,出血性脑卒中发病风险降低约四分之一。

《中国居民膳食指南(2022)》推荐,对健康人来说,每日 1 个鸡蛋摄入与心血管疾病发病风险无关,与健康人血脂异常无关。

鸡蛋尚有土鸡蛋和普通的商品鸡蛋之分。

有人认为土鸡蛋营养价值比普通商品鸡蛋营养价值高。其实单从营养上看,相差不大,正规养殖场的商品蛋营养更均衡。如果从食品安全角度看,土鸡蛋相对更放心。

普通的商品鸡蛋都是工业化养殖的产物,部分鸡蛋的抗生素、激素及添加剂严重超标,拉低了人们对商品鸡蛋的信任。农家自养的土鸡蛋,不会使用抗生素之类,五谷杂粮为主食,飞蛾爬虫,花草树叶也能够摄入,再加上吃进去的砂石助消化物,提高了鸡蛋中矿物质的含量。正是因为土鸡蛋中可能含有的一些风味物质,让人觉得土鸡蛋味道更好、更安全。

生活中的主食

米饭和面食是国人饮食中不可或缺的主食,米饭和面食是碳水化合物、蛋白质、纤维素、必需维生素和各种矿物质的重要来源。

小麦中的小麦谷蛋白可能会通过减少产热和能量消耗,促进体重增加;水稻中的水稻蛋白则可能通过影响脂肪分解和生成的环境,起到抗肥胖和降低甘油三酯的作用。

面粉在煮熟时吸收的水分比大米少,因此面食应比大米的能量密度更高。同样重量的面条或馒头的能量是米饭的 2～3 倍。

因此,米面作为主食情况下,成人每日主食中需要包含全谷物、杂豆类、薯类。全谷物包括小麦、稻米、玉米和燕麦等,杂豆类多指红豆、绿豆等豆类,而薯类主要是红薯、土豆等。与精制米面相比,全谷物、杂豆和薯类能提供更丰富的 B 族维生素、矿物质等营养成分。

推荐成年人每人每天"谷类薯类及杂豆"数量为 250 ~ 400 克(以粮食的干重计)。主食的粗细搭配要合理,建议成年人每日粗杂粮摄入比例应占主食的 1/3 左右。一日三餐中,应该至少有一餐以全谷物、杂豆和薯类作为主食。

一种双向调节的食物

南瓜是一种极好的膳食纤维来源,其果肉中的可溶性膳食纤维特别丰富。

可溶性膳食纤维的独特之处在于它的双向调节:可以改善便秘和腹泻,使肠道功能整体正常化。

为了改善腹泻,可溶性纤维一方面会减慢胃肠道转运时间,这意味着食物通过胃肠道的速度变慢,并在此过程中吸收水分。另一方面可溶性膳食纤维吸水后体积膨大,也可作为填充剂,有助于缓解便秘。可溶性膳食纤维在胃肠道中形成的黏性凝胶,使大便的形状和完整性更佳。

南瓜子是镁最丰富的来源之一,28 克的烤南瓜子可提供每日镁摄入量的近 37%。镁是一种能够改善便秘的矿物质,摄入充足镁的人患便秘的可能性更小。

南瓜肉中的可溶性膳食纤维具有益生元特质,它可以作为肠道益生菌的食物,维护健康肠道中优势微生物群的地位。这些微生物会分解可溶性膳食纤维生成短链脂肪酸,滋养我们结肠内壁的细胞,增强肠道屏障的完整性,减少肠道炎症,降低炎性肠病(IBD)的发病风险。

田中之肉

大豆在我国具有悠久的栽培和食用历史,至今已有 5 000 年的种植史,古代称之为菽,与稻、黍、稷、麦并称五谷。由于其营养价值很高,被称为"豆中之王""田中之肉""绿色的牛乳"等。

大豆中蛋白质含量约为 22%～37%,必需氨基酸的组成和比例与动物蛋白相似,而且富含谷类蛋白质缺乏的赖氨酸,是与谷类蛋白质互补的天然理想食品。

大豆中脂肪占 20% 左右,且大多数都是不饱和脂肪酸,易于人体吸收。

大豆富含 30% 的碳水化合物,可以促进肠道益生菌生长和消化道的蠕动。

大豆中含有丰富的维生素 A、B 族维生素、维生素 E 等,对促进视神经的发育、减轻紧张和疲劳等都有很好的作用。

此外,大豆富含钾、磷、钙等多种矿物质。

大豆中含有丰富的有益生物活性成分(如:大豆异黄酮、植物固醇等)具有降低胆固醇、预防疾病的作用。

虽然大豆中含有丰富的营养成分和生物活性成分,使其具有很高的食用价值,但是大豆本身的抗营养成分仍需通过加热等科学的方法来消除,从而将其营养价值最大化。

另外,大豆中含有较多的水苏糖和棉子糖,被肠道微生物分解后会产生气体,出现嗝气、肠鸣、腹胀、腹痛等症状,不建议肠道疾病患者食用。

美味的酸奶

酸奶是牛奶经乳酸菌发酵做成的产品,几乎保存了牛奶中大部分营养成分,经过发酵更容易被人体消化吸收。经过发酵后,牛奶中的部分乳糖、蛋白质和脂肪都会发生分解,更便于消化吸收。

有调查表明,我国 11～13 岁组儿童中,乳糖酶缺乏的发生率为 87.8%,乳糖不耐受发生率为 29%。所谓乳糖不耐受,是指由于乳糖酶分泌少,不能完全消化分解母乳或牛乳中的乳糖而引起的非感染性腹泻。因此,酸奶对乳糖不耐受人群十分友好。

乳酸菌消化牛奶中乳糖之后,会形成大量乳酸。乳酸不仅使酸奶有清爽的酸味,还可以促进胃肠蠕动和消化液的分泌,提高钙、铁、锌等多种矿物质的吸收率。

酸乳和发酵乳是有区别的。

酸乳在发酵过程中只接种嗜热链球菌和保加利亚乳杆菌,发酵乳接种的菌种种类更多。风味酸乳和风味发酵乳则以酸乳与发酵乳为基础,添加果蔬、谷物等其他原料。

低温酸奶和常温酸奶也有区别。

低温酸奶和常温酸奶的营养成分一样,最大的区别在于是否含有"活的乳酸菌",如果为了获得乳酸菌的益处,建议选择低温酸奶。如果不需要活菌,常温酸奶更有市场优势。

按照国家标准,人们常说的"酸奶"分为 4 类,分别是:发酵乳、酸乳、风味发酵乳和风味酸乳。只要包装上"产品类型"一栏标识的是这 4 种中的任意一种,就都属于酸奶。如果食品标签上有"饮料"二字,比如乳酸菌饮料、酸乳饮料,那么就说明它们都不是酸奶,而是饮品。

全能食品

燕麦是我国重要的特色农作物之一,也是我国第六大粮食作物。燕麦的胚乳、胚芽和麸皮部分不好脱落,所以即便被加工了,也仅仅是被脱了壳,其余部位保存得较为完好。相比于大家常吃的精米白面,燕麦在营养成分上更有优势。

燕麦富含膳食纤维,燕麦中的不溶性膳食纤维可刺激胃肠道的机械运动,促进排便;而可溶性膳食纤维能够吸水膨胀,增强饱腹感,也能让大便变软,预防便秘。丰富的膳食纤维还能预防结直肠癌,对肠道健康有益。

燕麦对身体的神奇作用,与燕麦中的可溶性膳食纤维的活性成分——β-葡聚糖密切相关。

1.减肥控体重　燕麦β-葡聚糖对减肥很有帮助,可以减少腹部脂肪。特别是在降低体重、降低体重指数、降低体脂以及降低腰臀比上具有明显作用。并且,β-葡聚糖具有吸水膨胀的作用,可以占据更多的胃部体积,增强饱腹感,有利于控制食欲

2.保持肠道健康　β-葡聚糖还属于益生元的一种,能促进肠道有益菌的增殖。在大肠中被乳酸菌和双歧杆菌发酵,从而产生对人体健康有益的小分子化合物,维持肠道黏膜屏障的完整性,保证肠道健康。

3.增强免疫力　β-葡聚糖能够激活免疫细胞,增强淋巴细胞和自然杀伤细胞的活性,激活巨噬细胞攻击能力,提高机体免疫力,发挥防癌、抗癌作用。

4.调节情绪　维生素 B_1 摄入不足会让人情绪沮丧、紧张焦虑。每100克燕麦能满足人体每日维生素 B_1 需求的33%。缓和紧绷的肌肉,平稳紧张的情绪,缓解失眠症状对改善情绪很有帮助。燕麦还能够诱导褪黑素的产生,缓解失眠症状,改善情绪。

5.抗疲劳　动物实验表明,摄入燕麦β-葡聚糖和燕麦蛋白均可显著提高动物跑步及游泳时长,表明燕麦能增强运动耐力。

6.改善血糖和血脂　β-葡聚糖不仅能增强胰岛素的敏感性,如果在其他食品中加入β-葡聚糖成分,平均每克β-葡聚糖就能将该食品的升糖指数(GI 值)降低 4 个单位,这对开发低 GI 食品具有重要意义。

米中之王

黑米呈黑色或黑褐色,黑稻加工产品,属于籼米或者粳米。黑

米是非糯性稻米,营养丰富,食、药两用。除煮粥外还可以制作各种营养食品和酿酒,素有"黑珍珠"和"米中之王"的美誉。最具代表性的是陕西洋县黑米,自古就有"药米""贡米""寿米"的美誉。

黑米汤色黑如墨,喝到口里有一股淡淡的药味,特别爽口合胃。时间一长,人们有了吃黑米的丰富经验。煮黑米汤时投入天麻、银耳、百合、冰糖之类,可以缓解头晕、目眩、贫血病人的乏力等症状。尤其适合腰酸膝软、四肢乏力的老人进行食疗,故黑米又叫"药米"之称。

由于黑稻米味美,所以,自西汉汉武帝时代开始,直到清朝末年,洋县黑米均是向帝王进献的"贡米"。庚子之变,尽管慈禧太后如丧家之犬,仍然念念不忘洋县黑米之香,下令进奉。

用黑米熬制的米粥清香油亮,软糯适口,营养丰富,具有很好的滋补作用,也有黑发作用。因此被称为"补血米""长寿米"。

黑米中的黄酮类化合物能维持血管正常渗透压,减轻血管脆性,防止血管破裂和止血。黑米中丰富的维生素 C、叶绿素、花青素、胡萝卜素具有清除自由基,改善缺铁性贫血,抗应激反应以及免疫调节等多种生理功能。

黑米和紫米都是稻米中的珍品。富含粗蛋白质、碳水化合物、B 族维生素、维生素 E、钙、磷、钾、镁、铁、锌等营养元素。所含锰、锌、铜等无机盐比大米高出 1~3 倍,更含有大米所缺乏的维生素 C、叶绿素、花青素、胡萝卜素及强心苷等特殊成分,因而黑米比普通大米更具营养,具有较强的保健功能。

黑米不像白米那样精加工,而是多半在脱壳之后以糙米的形式直接食用,这种口感较粗的黑米适合用来煮粥。煮粥前先浸泡,充分吸收水分。泡米用的水要与米同煮,以保存其中的营养成分。

黑米不易煮烂。若不煮烂,不仅大多数营养素不能溶出,而且多食后易引起急性肠胃炎,对消化功能较弱的儿童和老弱病者更是如此。所以病后消化能力弱的人不宜急于吃黑米,可吃些紫米来调养。

黑米的米粒大小均匀,有光泽。由于黑米的黑色集中在皮层,胚乳仍为白色,因此,将米粒外面皮层全部刮掉,观察米粒是否呈白色,若不是呈白色,则极有可能是人为染色黑米。

肠道清道夫

中国是世界上产竹最多的国家之一,优良的笋用主要竹种有湖南炎陵县下村乡的红壳竹,广西的黄竹,长江中下游地区的雷竹、早竹,珠江流域、临安、福建和江西省宜春市、万载县、宜丰县等地区的毛竹,台湾等地的麻竹和绿竹等。湖南省炎陵县下村乡被评为竹笋之乡,其中尤以田心村盛产之最。

笋干是以笋为原料,通过去壳切根修整、高温蒸煮、清水浸漂、手工切片/压榨成型、自然晾晒/烘干、整形包装等多道工序精制而成。笋干色泽黄亮、肉质肥嫩,低脂肪、低糖、多膳食纤维,营养价值非常高,是消化道的优秀"清道夫"。

笋干可分为淡笋干和咸笋干。

(1)淡笋干:在制作过程中不加盐,或加极少量的盐。淡笋干颜色偏肉色,类似田黄石的颜色。

(2)咸笋干:在制作过程中加入一定量的盐,以笋干表面有一层薄薄的细盐末为佳。从口味上说,咸笋干的口感更佳,更适合配合其他原料制作出丰富的菜肴。

笋干不仅是辅佐名菜,而且有相当的营养和药用价值。竹笋含有丰富的蛋白质、氨基酸、脂肪、糖类、钙、磷、铁、胡萝卜素、维生素 B_1、维生素 B_2、维生素 C。每100克鲜竹笋可制作笋干10克左右。其中蛋白质3.28克、碳水化合物4.47克、纤维素0.9克、脂肪0.13克、钙22毫克、磷56毫克、铁0.1毫克,多种维生素和胡萝卜素含量比大白菜含量高一倍多。

竹笋的蛋白质品质高。人体必需的赖氨酸、色氨酸、苏氨酸、苯丙氨酸，以及在蛋白质代谢过程中占有重要地位的谷氨酸和有维持蛋白质构型作用的胱氨酸，都有一定的含量。

研究发现，由于笋干含有多种维生素和膳食纤维，还具有防癌、抗癌作用，也是肥胖者减肥的佳品。养生学家认为，竹林丛生之地的人们多长寿，且极少患高血压，这与经常吃笋有一定关系。

食物中辅佐笋干，可增进食欲，防便秘，清凉败毒，是深受欢迎的纯天然健康食品。

素食之王

木耳既可野生又可以人工培植，呈耳状、叶状或杯状，湿润时半透明，干燥时收缩变为脆硬的角质近似革质。

黑木耳被誉为珍贵的"食用菌之王"，有"素中之肉""素食之王"的美称。黑木耳不仅滑嫩可口，可素可荤，味道鲜美，而且营养丰富。

黑木耳蛋白质的含量是牛奶的 6 倍，钙、磷、铁、纤维素含量也不低。此外，还有甘露聚糖、葡萄糖、木糖等糖类，以及卵磷脂、麦角甾醇和维生素 C 等。

黑木耳富含多种维生素和矿物质，特别是铁元素含量极高，每100 克干木耳含铁达 185 毫克，是肉类的 100 倍。黑木耳是缺铁性贫血患者的极佳食品。

黑木耳含有多种矿物质，能对各种结石产生强烈的化学反应，剥脱、分化、侵蚀结石，使结石缩小，排出。所以黑木耳对胆结石、肾结石、膀胱结石、粪石等内源性异物也有比较显著的化解功能。

黑木耳为胶质菌类，味甘，性平，具有药用功效。能益气强身,活血降脂,防治缺铁性贫血。

每 100 克黑木耳含纤维素高达 29.9 克,能降低胆固醇及饱和脂肪酸,具有降脂、润肠、通便功效,可养血驻颜,令人肌肤红润,同时对高血压患者也有一定辅助降压作用。

防癌贵族

西蓝花原产于地中海东部海岸,清光绪年间引进中国。又名花菜、椰花菜、甘蓝花、洋花菜、球花甘蓝。有白、绿 2 种,绿色的叫西蓝花、青花菜。白花菜和绿花菜的营养、作用基本相同,绿花菜比白花菜的胡萝卜素含量要高些。在《时代》杂志推荐的十大健康食品中名列第四。

西蓝花不仅营养成分含量高,而且成分十分全面,主要包括蛋白质、碳水化合物、脂肪、矿物质、维生素 C 和胡萝卜素等。每 100 克鲜西蓝花的花球中,含蛋白质 3.5 ~ 4.5 克,是菜花的 3 倍、番茄的 4 倍。

此外,西蓝花中矿物质成分比其他蔬菜更全面,钙、磷、铁、钾、锌、锰等含量都很丰富,比同属于十字花科的白菜花高出很多。

西蓝花最显著的就是具有防癌、抗癌的功效。

研究表明,患胃癌时人体血清硒的水平明显下降,胃液中的维生素 C 浓度也显著低于正常人,而西蓝花不但能给人补充一定量的硒和维生素 C,同时也能供给丰富的胡萝卜素,不但可以阻止癌前病变,还能抑制癌肿生长。

西蓝花内还有多种吲哚衍生物,此化合物有降低人体内雌激素水平的作用,可预防乳腺癌。

此外,研究表明,西蓝花中提取的一种叫萝卜硫素的酶,有提高致癌物解毒酶活性的作用,也能够有效预防癌症。

除了抗癌以外,西蓝花还含有丰富的类黄酮和维生素 C,类黄酮除了可以防止感染,还是最好的血管清理剂,能增强肝脏的解毒能力,提高机体免疫力,对高血压、心脏病有调节和预防的功用。西蓝花还具有杀死幽门螺杆菌的功效。

同时,西蓝花富含膳食纤维,既能增加饱腹感,还能控制热量的摄入,能有效降低肠道对葡萄糖和胆固醇的吸收,可以降血糖、降血脂。

快乐水果

中国是世界上栽培香蕉的古老国家之一,世界上主栽的香蕉品种大多由中国传去。香蕉在热带地区广泛栽培食用。香蕉果肉香甜软滑,营养丰富,终年可收获。欧洲人因为它能解除忧郁而称它为"快乐水果"。传说是因为佛祖释迦牟尼吃了香蕉而获得智慧,因此香蕉又被称为"智慧之果"。

香蕉属高热量水果,果肉每 100 克含糖 15% 以上,可产生 380千焦热量。在一些热带地区香蕉还作为主食。此外,果肉中蛋白质、维生素、矿物质含量亦非常丰富。香蕉还含有果胶、多种酶类物质以及微量元素等。

香蕉富含钾和镁,能促进大脑分泌内啡肽,能防止血压上升,解除肌肉痉挛,缓和紧张的情绪,提高工作效率,降低疲劳。

香蕉因含有的泛酸等成分是人体的"开心激素",能减轻心理压力,解除忧郁。荷兰科学研究认为,最合营养标准又能为人脸上增添笑容的水果就是香蕉。

香蕉含有的维生素 A 能增强对疾病的抵抗力,维持正常的生殖力和视力所需要。香蕉所含硫胺素能抗脚气病,促进食欲、助消化,保护神经系统;香蕉所含核黄素能促进人体正常生长和发育。

香蕉是淀粉含量丰富的有益水果,味甘,性寒,可清热润肠,促进胃肠蠕动,预防痔疮出血。但脾虚泄泻者却不宜食用。香蕉是高热量食品,正在减肥的人应适量。

水果之王

中国是猕猴桃的原生中心,世界猕猴桃原产地在湖北宜昌市夷陵区雾渡河镇。猕猴桃的质地柔软,口感酸甜。味道被描述为草莓、香蕉、菠萝三者的混合。

猕猴桃被誉为"水果之王"。猕猴桃除含有猕猴桃碱、蛋白水解酶、单宁果胶和糖类等有机物,以及钙、钾、硒、锌、锗等微量元素和人体所需 17 种氨基酸外,还含有丰富的维生素 C、维生素 A、维生素 E,以及钾、镁、纤维素,以及其他水果比较少见的营养成分——叶酸、胡萝卜素、黄体素、天然肌醇、柠檬酸、苹果酸、脂肪。因此,猕猴桃的营养价值远超过其他水果。

猕猴桃含有大量的维生素 C,还发现一种抗氧化、抗突变成分——谷胱甘肽,均有利于抑制癌症基因突变,预防癌症。猕猴桃含有较多的膳食纤维和寡糖、蛋白质分解酵素。可快速清除体内堆积的有害代谢产物,预防大便干结,防治动脉硬化及结肠癌。

猕猴桃富含维生素 C 和维生素 E,能美丽肌肤、抗氧化、增白、淡斑、除暗疮、排毒,增强皮肤的抗衰老能力。

猕猴桃果肉中含有丰富的维生素 C、B 族维生素及微量元素,对口腔溃疡有良效。

猕猴桃是一种很好的解酸剂。无论胃灼热、胃酸反流,还是酸性体质,凡是身体出现什么与酸性有关的问题,都可以把猕猴桃作为一种很好的解酸剂。

猕猴桃酸甜可口,营养丰富,是老年人、儿童、体弱多病者的滋补佳品。

健食开胃的佳品

苹果富含糖类、苹果酸、鞣酸、芳香醇类和果胶,并含丰富的 B

族维生素、维生素 C 及钙、磷、钾、铁等营养成分。多种有机酸和糖类混合在一起,在吃的时候会给人一种酸甜的口感,尤其是青苹果的植物酸含量更高。

苹果酸可以增加人的食欲,有健食开胃的作用。鞣酸具有收敛作用,可以改善肠道的功能,促进排便。维生素 C 可以增强人体的免疫力,有预防感冒和解毒的作用。

苹果中含有丰富的"果胶",这是一种水溶性膳食纤维,能够减少肠内的不良细菌数量,帮助有益细菌繁殖。果胶还能促进胃肠道中的铅、汞及其他有害物质的排放,及时清除体内的代谢垃圾,促进体内毒素排出。

另外,苹果中丰富的膳食纤维,容易有饱腹感,同时还会吸附多余脂肪进入肠道。丰富的苹果酸,能使积蓄在体内的脂肪有效分散,加快新陈代谢、消耗体内脂肪,预防和减少脂肪的堆积。

果胶还能够调节机体血糖水平,预防血糖的骤升、骤降。加上丰富的维生素 C 和黄酮类化合物,可以降低癌症的发生率。苹果味甘酸、性凉,还具有"润肺悦心、生津开胃、醒酒"等功效。

饭后一个苹果可以有效补充膳食纤维。

天然抗氧化剂

橘子颜色鲜艳,酸甜可口,一般呈橘黄色,是人们生活中最常见的水果之一,果皮可入药。柑橘产量居百果之首。柑橘果实营养丰富,皮薄肉多,汁水酸甜可口,色香味兼优,既可鲜食,又可加工成以果汁为主的各种加工制品。

橘子营养的确十分丰富。橘中的胡萝卜素(维生素 A 原)含量仅次于杏,比其他水果都高。一个橘子就几乎满足人体一天中所需的维生素 C 含量。并且橘子中含有 170 余种植物化合物和 60 余种黄酮类化合物,其中的大多数物质均是天然抗氧化剂。降血脂、抗氧化,对于预防心脑血管疾病和癌症具有重要作用。

另外,在鲜柑橘汁中有一种抗癌活性很强的物质——诺米灵,它能分解致癌的化学物质,能使人体内解毒酶的活性成倍提高,抵制和阻断癌细胞的生长,阻止致癌物质对细胞的损伤。但是温度超过100℃,诺米灵就会分解失去抗癌活性。

因为橘中的胡萝卜素含量非常高,吃太多会出现皮肤呈深黄色,如同黄疸一般。只要停一段时间,肤色渐渐便恢复正常。明代张烨芳对橘子情有独钟,据载其"性好啖橘,橘熟,堆砌床案间,无非橘者,自刊不给,辄命数僮环立剥之",吃到手脚都呈现黄色。

人们在吃完橘子后,往往把鲜橘皮当作燥湿化痰的陈皮来用,这是不对的。鲜橘皮含挥发油较多,不具备陈皮那样的药用功效,用鲜橘皮泡水或入药,不但不能发挥陈皮的药用价值,由于挥发油气味强烈,还会刺激胃肠道,引起胃肠不适。

后　记

一个肿瘤博士的坚守

我的家乡是河南省泌阳县,一个曾经的国家贫困县和省级贫困县,2021年才真正脱贫。

1997年开封医专毕业后,被分配到泌阳县象河乡卫生院。那一年全县仅回来两个临床大专生,一年后因工作需要,又被抽调到泌阳县人民医院从事CT操作和诊断。那时的县医院一年收入不到九百万,300多员工。老院区脏乱差,新院区还没有完工。

原本平淡的工作被一次进修经历打断。当我知道专科生也可以直接考硕士研究生后,进修之余,全力备战研究生考试。毕竟专科基础,第一年没有考上,来年再战。感谢母校中国医科大学的包容,初试,三门加试,面试,最终以专业第二名成绩统招录取,成为一名血液学硕士研究生。面对一个崭新的平台,也给自己更多的工作选择空间和憧憬,但临床中一次对话,完全改变了我的初衷。

一个5岁小男孩,急性白血病。那一晚我值夜班,和他父亲交谈起来。父亲也知道病治不好,但看着一个鲜活的生命,卖了自己四间平房总共两万多块钱。眼下儿子化疗刚结束,正是骨髓抑制最重时候,却要明天带儿子回家了,因为钱花完了。我说既然知道最终治不好,为啥不在当地医院治,至少花费便宜点。他父亲说,县城没有血液科,也没有肿瘤科,不会治。看着年轻父亲沧桑无助的脸,我的思绪飘到了千里之外的我的家乡。我曾经工作过的县医院也没有肿瘤科、血液科,又有多少无助的病人和家属背井离乡。那一刻我下定决心,毕业后回我们县医院,组建肿瘤血液科。

2008 年研究生毕业,送别各个城市工作的舍友后,我回到了家乡——泌阳县人民医院。这时的县医院,已经全部搬到新院区,虽然收入不高,但工作环境有了很大的改观。职工不到 600 人,收入一个多亿。同年成立肿瘤科,3 年后成立血液科。我无论如何没有想到,工作后第一个病人,竟然是我的母亲。母亲气管炎 30 多年,反复的呼吸困难一直认为是肺源性心脏病。CT 出来后,面对肺癌两肺转移的影像,自己深感悔恨——操作 CT 时,没想到给母亲做一个肺 CT 检查;研究生三年,没有意识到支气管炎是肺癌的高危人群,没想到早期筛查。因此在后来临床工作中,治病同时,加大肿瘤防治科普宣传,提高人们肿瘤防治筛查意识。我们以免费"两癌筛查"为载体,深入机关、学校、农村,大力宣传肿瘤早防早治,提高人们防癌抗癌意识。从 2013 年开始一直坚持到 2017 年,并将宣传内容和筛查实践汇集成书——《肿瘤零级预防》,免费发放给更多人。因为我们的工作,当时河南省抗癌协会秘书长常贵生老师带队通过两天考察,认为两癌免费筛查切实可行,向省政府建言,推动了河南省 5 年免费两癌筛查惠民工程的实施。

医学是一个不断更新的专业,肿瘤血液更新更快。自 2012 年开始我又攻读郑大一附院在职博士,并于 2017 年 12 月获得郑州大学放疗博士学位。博士毕业后,有了"两癌筛查"的成功经验,我们又开展了"消化道肿瘤免费筛查"项目。虽然过程坎坷,但当我们有成熟的检验及更好性价比的筛查模式后,相信会有更多高危人群受益。也希望通过我们的实践,会有政府主导的下一个惠民工程出台。

其实硕士研究生毕业后,也有更好的三甲医院供选择,博士毕业后机会更多。相对于大城市的广阔空间,无论环境、教育还是个人发展,小县城都是没法相比。但想想患病去世的母亲,看看长期生存的肿瘤病人,面对解除痛苦后病人的笑脸,见证了县医院一步步发展,还有那些深信不疑、满怀期盼的家属和患者,虽没有顾及小家,但自己的努力解除了更多肿瘤患者的痛苦,守护了泌阳县这个大家,少了三甲医院更广阔的发展平台,但学有所用,学以致用,这份坚守,也值了。

现在,泌阳县人民医院经过近 20 年发展,现有职工一千多人,年收入超过 4 个亿。医院的快速发展,现有院区已经不能够满足临床需求,县委政府又在县城东区征集 400 亩地,一个媲美省级三甲医院的医疗集团将会在豫南地区傲立。作为医院的一员,在继续为医院的发展出一份力同时,继续坚守初衷,服务基层,做一名基层肿瘤患者的保护神。

半生的工作和求学,家是最好的依靠。小有成就,更离不开家庭支持。如果说硕士毕业回家是爱人和女儿的牵挂,那么回来后儿子的出生更为家庭注入了新的活力。爱人承担了大部分家务,儿女自强自立,身心健康。女儿乖巧听话,在河师大上大二,三观正,求上进。儿子上初中,情商、智商都比较高,有自己思想,知识面广。从 B 站到知乎,从梅西到库里,从国学到现代,从识货到淘宝等,只要有空闲,便会给我讲解一二。一方面能够缓解我一天的疲劳,另一方面也能够转移他学习的压力。儿子成绩在稳步上升,有自己的学习目标和学习方法,初期尚且陪伴着学,现在已经完全自立了。

因为没有后顾之忧,所以才有机会让我全身心地投入到基层肿瘤防治工作中去。

曹善峰
2023 年 5 月于泌阳县人民医院

我为科普做贡献

我接触书中内容,是从我父亲让我帮助他上"知网"和"Pubmed"查资料开始的。他会经常让我查找一些内容或寻找一些内容的出处。

随着时间推移,在查资料过程中,我逐渐了解父亲所写的内容,并给出合理化建议。像"婴幼儿消化系统特点""老年人消化系统特点""肠道菌群的另类——肠道真菌"等。前两个是我查资料时发现的,特意加进去的;后一个是和细菌混在一起的,我看内容多建议也单列出来。

父亲是搞肿瘤研究的,因此书中术语特别多。我认为科普是让非专业人士看的,不必太专业,通俗能够接受最好。因此我将我看后用通俗语言再总结的内容征求父亲意见,曲解部分再修改,大幅度压缩了书中内容,比如:

修改前:

幽门螺杆菌与口臭

所有细胞的生命都离不开氧化还原反应,幽门螺杆菌也不例外。在氧化还原反应过程中也会产生活性氧(ROS)。活性氧会使生物分子遭受氧化损伤而无法生存,因此,生物体对氧化应激损伤的快速修复对于细胞的存活至关重要。

然而,与人类共同进化6万多年,并且感染全球一半以上人口的胃病原体幽门螺杆菌却缺乏低分子量(LMW)硫醇的生物合成途径,无法应对氧化应激损伤的快速修复。

低分子量(LMW)硫醇如谷胱甘肽(GSH)是维持细胞内氧化还原稳态所需的小分子抗氧化剂,它们在自然界中无处不在,唯独幽门螺杆菌不能够合成。迄今为止,这种可能导致消化性溃疡甚至癌症的细菌如何在缺乏LMW硫醇的情况下维持细胞内氧化还原稳态?

微生物细胞中另一种抗氧化剂麦角硫因(EGT)——种天然氨基酸,具有显著的抗氧化、抗炎、保护细胞和抗紫外线辐射等特性。EGT 生理条件下高度稳定,但在强氧化剂如次氯酸(漂白剂)和过氧亚硝酸盐存在环境中,麦角硫因便具有强大的抗氧化能力。人体中的主要通过蘑菇、燕麦、谷物等食物获得麦角硫因,因此胃肠道组织中含有丰富的麦角硫因。

幽门螺杆菌同样无法合成麦角硫因,但可以通过自身细胞膜上一种特殊的转运蛋白从宿主环境中摄取麦角硫因,同时胃细胞也会积极摄取麦角硫因,幽门螺杆菌可以在胃环境中充分利用这种化合物,抵抗过氧化物的损伤,为自身提供了在胃粘膜定植的优势。

幽门螺杆菌为了生存,靠摄取麦角硫因抗氧化保护自己;靠分解尿素产生的氨离子作为自己的 N 分子来源;同时通过 NH_4^+ 维持赖以生活的碱性环境。上述过程中代谢产生的氨、硫化氢和甲硫醇这几种气体,正是口臭气体中的主要组成部分。

因此,幽门螺杆菌是产生口臭的主要细菌之一。

修改后：

幽门螺杆菌要生存,首先要有适合生存的环境,其次是食物,最后需要保护自己不受伤害。

幽门螺杆菌生活在胃的幽门部位,需要偏碱性环境。由于胃内是酸性环境,它需要自己创造一个碱性环境。首先它能够分解肌酐、尿素为氨气,一方面提供生存所需 C 和 N 元素,另一方面氨气和盐酸反应生成 NH_4^+ 可以维持其赖以生活的碱性环境。幽门螺杆菌可以时不时刺激幽门括约肌松弛,让肠液反流到胃内。由于肠液是碱性的,可以中和胃酸,从而维持幽门部位的碱性环境。

生物体内可以保护自己不受损伤的物质,一个是以谷胱甘肽(GSH)为代表的低分子量(LMW)硫醇,另一个是麦角硫因。幽门螺杆菌不能够合成低分子量(LMW)硫醇,但它可以利用麦角硫因。当幽门螺杆菌分解尿素和麦角硫因时,产生的氨、硫化氢和甲硫醇这几种气体,正是口臭气体中的主要组成部分。

　　修改后少了更多术语，字数减少一半，让人们一看就知道幽门螺杆菌为什么可以产生口臭，需要防治幽门螺杆菌。至于深层次原理与治疗方法，就需要咨询专业人士了。

　　科普，也需要清新、风趣的语言。将与癌症有关的沉重话题大众化，让人们在轻松的阅读环境下接受科普知识。我喜欢将看到的一些幽默风趣的语言放进书中。比如："人是由三根管子发育而来的，血管中间打个结是心脏，神经最上面膨大变成大脑，消化道也是一根管子，两头有出口"。这些表述远比"循环系统、神经系统和消化系统"专业术语更形象，更容易让人记住和理解。

　　临床随笔是我建议单列出来的。当我看到一些健康食品以"成分、属性、功能、优缺点等"按说明文方式一项一项罗列出来时，萌发了以散文形式写出来地冲动，比如茶趣、酒味、苦咖啡、煮茶、古人的养生智慧、物无美恶等就是随后的成果。再加上父亲平时写出一些随笔，整理出了好多科普文章。父亲博士毕业后，要出书了，我问父亲，不写点什么纪念一下？于是写了《一个肿瘤博士的坚守》，我也很骄傲！

　　本书三易其稿。父亲先给出文章框架和素材，这些内容都是碎片化的。我先将这些碎片化的内容系统整理，然后再用通俗化语言表述，父亲将我曲解的内容再修订，最后成稿。本书以公益科普宣传为目的，配合消化道肿瘤免费筛查项目发放。书中部分内容来自网络，向这些作者、专家学者致敬。

曹　源

2023 年 5 月于河南师范大学